国医养生课

跟《黄帝内经》学养生

养好脾胃
不生病

吴中朝 / 编著

海峡出版发行集团 福建科学技术出版社
THE STRAITS PUBLISHING & DISTRIBUTING GROUP | FUJIAN SCIENCE & TECHNOLOGY PUBLISHING HOUSE

图书在版编目 (CIP) 数据

养好脾胃不生病 / 吴中朝编著 . —福州：福建科学
技术出版社，2016.9（2020.5 重印）
　（国医养生课）
　ISBN 978-7-5335-5116-2

Ⅰ . ①养… Ⅱ . ①吴… Ⅲ . ①健脾 – 养生（中医）
②益胃 – 养生（中医）Ⅳ . ① R256.3

中国版本图书馆 CIP 数据核字（2016）第 189415 号

书　　名	养好脾胃不生病
	国医养生课
编　　著	吴中朝
出版发行	海峡出版发行集团
	福建科学技术出版社
社　　址	福州市东水路76号（邮编350001）
网　　址	www.fjstp.com
经　　销	福建新华发行（集团）有限责任公司
印　　刷	河北盛世彩捷印刷有限公司
开　　本	710毫米×1020毫米　1/16
印　　张	16
图　　文	256码
版　　次	2016年9月第1版
印　　次	2020年5月第2次印刷
书　　号	ISBN 978-7-5335-5116-2
定　　价	49.00元

书中如有印装质量问题，可直接向本社调换

前言

　　"你吃了吗？"这是人们最常用的问候语之一，同时也反映了吃的重要性。每个人每天的生命活动都需要大量的能量，而这些能量就是靠"吃"而来，吃进身体里的食物，则必须通过脾胃才能转化为气血能量。

　　脾胃，是人体的重要脏腑，对维持和促进人体健康有着十分重要的意义。其中，脾为五脏之一，胃为六腑之一，两者亲密搭档，不可分开。中医认为，脾胃为后天之本、气血生化之源。《黄帝内经》中说："脾胃者，仓廪之官，五味出焉。"饮食经过胃的初步研磨、消化后，再由脾将营养物质化生为气血，并运送至全身，为生命活动提供动力。可以说，脾胃担负着人一身的能量来源，脾胃健旺，化源充足，脏腑功能才能强盛，身体才能保持健康。

　　脾胃还是人体气机升降运行的枢纽，脾胃协调，可促进和调节机体新陈代谢，保证生命活动的协调平衡。

　　脾胃如此重要，但现代人在日常生活中总是忽视脾胃的健康，过多食用生冷寒凉的食物，或因为工作繁忙而饥一顿饱一顿，或因为应酬需要而饮酒过度，或为了减肥而过度节食，或暴饮暴食，或缺乏运动，等等，都会使脾胃遭受伤害。脾胃一旦出了问题，不仅会影响食欲、睡眠、情绪，时间长了，还会诱发各种肠胃疾病及全身性疾病。故李东垣在《脾胃论》中说："百病皆由脾胃衰而生。"

对于养护脾胃，早在两千多年前成书的《黄帝内经》中，就有很多经典的论述，可惜的是，当下的人们对此少有了解。行医几十年，我接诊的很多病人都有脾胃虚弱的问题，很多疾病也正是因此而起，而他们自己却往往并不知情，没有意识到正是日常生活中的某些习惯和一些不经意的细节损伤了脾胃。

这本书，就是希望能让更多的人了解保护脾胃的重要性，学会通过饮食、中药、经络穴位、运动等方式调理脾胃，知道如何避免在日常生活中伤害脾胃，以及怎样在家调理一些常见脾胃疾病。读过本书，你一定会发现自己对脾胃的重视远远不够，而养护脾胃的方法竟是如此简单。

最后需要提醒的是，由于每个人的体质、病机、所处环境等各不相同，所以中医治病调养，讲究辨证施治、辨证调养，一人一方。本书所列药方、药膳旨在提供参考，并不能代替医生开药方，不可照搬，需在医生指导下使用。如怀疑身体有疾病，须及时就医诊治，不可据此自拟药方。

目 录
MULU

第三章
脾胃问题有多种，你是哪一种

第四章

顺天时而养，让你的脾胃动力十足

第五章

给脾胃喜欢的食物，它们就会让你舒服

第六章
用最简单的中药养好脾胃

第七章
经络是脾胃健康的遥控器

第八章
每个人都能用的健脾养胃小妙招

第九章
三分治七分养，彻底解决脾胃疾病

专题：《黄帝内经》教你脾胃问题早发现

《黄帝内经》里说"胃主受纳""脾主运化"，人体的消化吸收由脾胃共同完成。如果脾胃功能不好，那么营养物质就无法顺利地送达五脏六腑和身体各处。身体得不到滋养，必然会引起一些外在的病变。所以，脾胃健运与否，只要留心，就能从身体上找到蛛丝马迹。

⊙ 面色暗淡、萎黄

脾胃是气血生化之源，如果脾气虚弱，气血生化不足，皮肤得不到足够的滋润和营养，就会变得暗淡、发黄。如果不能及时调理，面色就会逐渐萎黄，人也会消瘦枯槁。

⊙ 口唇淡白、干燥

《黄帝内经》中指出："口唇者，脾之官也""脾开窍于口""脾之合肉也，其荣唇也"。脾胃的问题会表现在口唇上：脾胃功能正常的人，嘴唇红润，干湿适度，润滑有光泽；脾胃功能不好的人常嘴唇发白、没有血色，显得非常干燥，容易起皮、裂口。

⊙ 睡觉时流口水

"脾主涎"，"涎"即口水。气有固摄作用，一个人脾气充足，涎液才会传送正常，并且老老实实待在口腔里，帮助人体进行吞咽和消化；如果脾气虚弱，固摄功能减弱，涎液就会不受约束，使人睡觉的时候流口水。

⊙ 睡眠不好

《黄帝内经》认为，胃不和则卧不安。脾胃不和会使人睡眠质量下降，出现入睡困难、惊醒、多梦等问题。

⊙ 精神状态不佳

人体所需的能量来源于脾胃所化生的气血，脾胃健运，能让大脑和身体得到足够的滋养，人就会神清气爽、精力旺盛、思考敏捷。如果脾胃运化失常，大脑、脏腑等得不到足够的能量，就会出现精神不振、健忘、心慌、反应迟钝等问题。

⊙ 肥胖或消瘦

正常情况下，食物进入胃，经过初步消化，然后精微营养物质被脾带走，上输给肺，肺通过血液将营养带给五脏六腑。如果脾出现了问题，健运失常，营养物质堆积在身体内，就会形成肥胖。

脾虚可导致肥胖，反过来瘦人是不是脾胃就好呢？不一定。脾胃功能低下，不能将食物转化成身体所需的营养，而是直接把它排出去了，身体得不到足够的营养支持，人就会变得消瘦。

⊙ 胃胀气、泛酸、打嗝、口臭

脾胃一升一降，共同完成对食物的消化吸收。如果脾胃感受湿热，清气不能上升，浊气不能下降，就容易引起胃胀气、泛酸、打嗝等不适，浊气顺着食道上行到口腔，就会形成类似于食物腐熟的味道，也就是口臭。

现代医学认为，泛酸是由于胃酸分泌过多造成的，如果不及时治疗就会慢慢发展成胃炎、胃溃疡，因此若常出现胃泛酸，要引起重视。

⊙ 排尿困难、泄泻

《黄帝内经》认为，肾主水，脾主运化，两者共同管理水液的代谢传输。脾气健运，清升浊降，就可以助肾化水，使排尿通畅；如果脾气虚弱，升降功能失调，则容易导致排尿不畅。

脾气虚弱还可导致水谷不能正常运化，使人大便稀薄，大便中伴有不消化的食物残渣，有时还伴有肠鸣现象。脾气虚弱严重、清阳下陷的人，可出现经常性泄泻，甚至脱肛的现象。

⊙ 便秘

正常情况下，人喝进去的水通过脾胃运化，才能成为身体的津液，如果脾阳不足，脾胃运化能力减弱，就会导致大肠动力不足，继而造成功能性便秘。另外，胃火亢盛，耗损津液，也可导致大便燥结、排便困难。

⊙ 胃痛

腹部受凉、过量食用寒凉食物、情绪大起大落、脾胃虚寒等，都有可能导致胃痛，这是胃受伤的直接表现。

脾胃是后天之本，
脾胃养好病难侵

在现代医学里，脾、胃是两个独立的器官，而在中医里面，我们一般将二者并称，认为脾胃是后天之本、气血生化之源。养好脾胃，就是从源头杜绝了导致人生病的因素。

此脾胃，非彼"脾、胃"

中医里常说脾胃是"后天之本""气血生化之源"，很多人不了解，常将中西医里的脾胃画等号，其实二者是不同的。

在西医中，脾、胃是两个独立的器官，各自发挥作用。脾位于人体腹腔的左上方，呈扁椭圆形，是人体最大的淋巴器官，其功能主要是参与人体淋巴组织的免疫活动，制造免疫物质，过滤掉血液中的异物、病菌及衰老死亡的细胞，并充当人体的"血库"，调节血液。

胃是消化系统中非常重要的器官，它位于膈下、腹腔上部，就像一个斜着的口袋。胃具有分泌胃液的功能，我们吃进身体里的食物都要在胃里进行消化和吸收。胃很"神奇"，它的形态、位置、大小会随着吃进的食物多少而变化，也会因为人的年龄、性别和体型的不同而发生变化。

中医里所说的脾胃，实际上是一个功能繁多的庞大系统，西医中所说的脾和胃仅仅是其中的一部分。

中医的脾为五脏之一，是人体对饮食进行消化吸收并输布其精微的重要脏器。（所谓精微，就是食物被消化后可以转化为气血的部分，那些不能为身体所用的部分就是糟粕。）主运化和升清是其主要功能。可以说，中医里的脾，不仅包含了西医里所说的脾的功能，还包括了胰腺、胃和大肠、小肠的功能。

中医里的胃是受纳、腐熟水谷的场所。《黄帝内经·灵枢·玉版》

中说："人之所受气者，谷也；谷之所注者，胃也；胃者，水谷气血之海也。"胃有接受、容纳饮食水谷及初步消化的功能，食物进入胃后，经过胃的初步消化，形成食糜，下传于小肠以进一步消化吸收，为机体的生理活动和气血津液的化生提供支持。

在中医里，脾、胃并不是"独立"的，它们常被"相提并论"。两者五行都属土，属于中焦，共同承担着消化吸收的重任。《黄帝内经·素问·灵兰秘典论》中说："脾胃者，仓廪之官，五味出焉。"如果把胃比作一个粮仓，脾就是运输公司，所有吃进身体里的食物都要经过脾胃的消化吸收才能输布全身。也就是说，人所有的生命活动都有赖于脾胃摄入的营养物质，所以脾胃被称为"后天之本"，故古人养生，是非常重视养护脾胃的。

脾很忙，食物"加工"、水液"运输"都靠它

脾主为胃行其津液者也。

——《黄帝内经·素问·厥论》

中医认为，脾的主要功能是"运化水谷精微"。运，有转运输送的意思；化，即消化和吸收。脾的工作就是把饮食水谷转化为精微和津液，并传输到全身各处。

⊙ 脾运化水谷，脾好的人身体健康、精力充沛

脾能运化水谷。水谷即各种饮食，如谷类、蔬菜、水果、肉类、蛋、奶、水、饮料等，人摄入的这些食物，都需要经过脾转化成气血，再通过经脉输送到全身。

脾运化水谷的过程分三个阶段：

第一阶段：脾帮助胃、小肠将食物分解消化成精微和糟粕两个部分。

第二阶段：脾帮助胃肠道吸收水谷精微。

第三阶段：脾将吸收的水谷精微转输到其他四脏，分别化为精、气、血、津液，以内养五脏六腑，外养四肢百骸、皮毛筋肉。

脾气健运，身体的消化吸收功能健全，为精、气、血、津液等的化生提供足够的养料，才能使全身脏腑组织得到充分的营养；如果脾运化水谷的功能减退，饮食水谷得不到很好的消化，身体得不到足够的营养支持，就会出现腹胀、便溏、消化不良、食欲减退，以及倦怠、消瘦等症状。

⊙ 脾运化水液，脾好的人身材不臃肿

诸湿肿满，皆属于脾。

——《黄帝内经·素问·至真要大论》

有的女性经过一段时间减肥后，明明体重下降了，但腰、腿却粗壮如初，而且有肿胀感，其实这并不是脂肪在作怪；而是脾的运化功能出现了问题，使水湿停留、毒素无法排出而造成的肿胀。正如《黄

帝内经》中所说"诸湿肿满，皆属于脾"。

　　脾有运化水液的作用，进入人体的所有水液，包括食物中的水分、喝进去的饮料等，都需要经过脾的运输转化，气化成津液，并输布于肺，通过心肺作用而濡养、滋润各脏腑器官。另外，身体里的多余水分也需要通过脾的输送，到达肺、肾、膀胱、皮毛等器官组织，变成汗液、尿液、泪液等排出体外。可见，人体水液代谢离不开脾，如果脾失健运，水液不能及时排出体外，就会造成水液停聚，产生水湿痰饮，从而造成水肿。

⊙ 养脾，先从吃开始

　　如果脾闹脾气了，运化饮食水谷、水液的能力下降，人就会出现食欲缺乏、腹胀、消化不良、水肿等不适。想要安抚好脾，首先要从饮食入手，可适当吃些健脾的食物，激活脾气，使脾充满能量。

　　粳米、糯米、小米、红薯、土豆、南瓜、白扁豆、红枣、莲子、花生、栗子、圆白菜等食物能益气健脾，薏米、红豆、冬瓜、莴笋、鲤鱼、鲫鱼等食物则能健脾除湿，可根据情况适量食用。

名医小课堂

什么是津液

　　津液是机体一切正常水液的总称，包括各脏腑、肌肉内在液体及其正常的分泌物，如胃液、肠液、唾液、关节液等，以及代谢产物中的尿、汗、泪等。津液的主体是水分，含有大量的营养物质，是构成人体和维持生命活动的基本物质之一。

脾是人体血库，脾好气色就好

血液有滋润、濡养人体的作用，而脾是造血的器官，是"人体血库"，能够向其他器官补充血液。此外，它还有统摄血液的作用，就是让血液循规蹈矩地运行于身体各处。

⊙ 脾能生血，脾好的人气色好

《黄帝内经·灵枢·决气》中指出："中焦受气取汁，变化而赤，是谓血。"位于中焦的脾胃接纳饮食水谷，吸收其中的精微物质，经过气化变成红色的液体，这种液体就是血。

脾运化的水谷精微是生成血液的主要物质基础，如果脾的功能失常，生血物质匮乏，则血液亏虚，会使人出现头晕眼花，面色、嘴唇、指甲淡白等血虚症状。一个人气色不好，通常跟血虚有关，因此中医调理气色常从补脾胃入手。

⊙ 脾主统血，是全身血液的管理者

脾主统血，指的是脾对血液拥有管理权。唐容川在《血证论·脏腑病机论》中说："血之运行上下，全赖乎脾。"气为血之帅，对血液运行有推动、固摄的作用，脾是气血生化之源，是人体气机升降的枢纽。脾的功能健旺，不仅气之生化有源、血液化生充足，而且统摄有力，血液循行于脉中而不外溢。如果脾的功能低下，不但气血生化之源匮乏，血液来源不足，脾管理血液的权利也会被削弱，血液就会不受管束，溢出脉外，导致各种出血证，如皮肤出血、鼻出血、尿血、便血、月经过多、经血不停等。

脾好的人，肌肉有力身体壮

脾主身之肌肉。

——《黄帝内经·素问·痿论》

四肢皆禀气于胃，而不得至经，必因于脾，乃得禀也。

——《黄帝内经·素问·太阴阳明论》

很多人，特别是经常坐着不动的人，常出现四肢无力、肢体肌肉松弛、手的握力减退等亚健康现象，有人以为是缺乏运动所致，其实根源在于脾。

⊙ 脾是肌肉、四肢的营养来源

《黄帝内经》中指出，脾在体合肌肉、主四肢，脾是否健运直接影响到肌肉、四肢的健康。

清代张志聪在《素问集注·五脏生成篇》中说："脾主运化水谷之精，以生养肌肉，故主肌肉。"脾主运化，可将水谷精微布散到肌肉中，以供肌肉所需之营养，使肌肉发达丰满、壮实有力。

四肢，也就是手和脚，它们跟肌肉一样，也需要脾气输送水谷精微，以维持正常的生理活动。另外，四肢活动还受肌肉的影响，四肢的肌肉壮实，自然就有力，四肢肌肉萎软，也就会"提不起力气"。

可见，脾气健运对肌肉壮实、四肢健康的重要性不言而喻。如果脾失健运，气血化源不足，肌肉、四肢就得不到足够的营养。人吃不饱就没有力气，肌肉、四肢"吃不饱"，也会变得倦怠无力，甚至出现萎缩等症。

⊙ 脾好的人也需要运动

有些人脾胃很好，消化吸收功能正常，但很少运动，从而使营养堆积在肌肉上，时间久了就会形成赘肉，导致肥胖，而肥胖则是高血压、高脂血症、糖尿病、脂肪肝、冠心病等慢性病的元凶。

因此，要想四肢肌肉健壮有力，仅仅脾好是不够的，还需要适当运动。尤其是上班族，每天要久坐在电脑前，腰腹、大腿部位特别容易堆积赘肉，时间长了还会影响到胃肠运动，使脾胃功能下降。另一方面，每天坚持适量的运动，对增强脏腑功能、提高脾胃运化能力也是大有裨益的。

胃虽大度，也需要小心呵护

胃者，水谷之海，六腑之大源也。

——《黄帝内经·素问·五藏别论》

胃是六腑之一，位于人体中焦，主要功能是受纳、腐熟水谷，并具有通降作用，可将食物下降传送至小肠，被中医誉为"水谷精微之仓"。胃与脾相表里，合称为"后天之本"，在人体维持正常生命活动中扮演着十分重要的角色。

关于胃的生理功能，《黄帝内经·素问·五脏别论》做了很好的归纳："胃者，水谷之海，六腑之大源也。"胃具有容纳、腐熟水谷的功能，而水谷是其他脏腑正常运行的基础，也是人赖以生存的根本。

⊙ 胃主受纳，是人体的粮仓

《黄帝内经·灵枢·胀论》中指出："胃者，太仓也。"太仓，古代指储藏粮食的大仓，这里以太仓喻胃，表明了胃主受纳的功能。受纳是接受和容纳之意，所有进入胃的食物、饮料、水等，都要经过食道，容纳并暂存于胃腑。

食物进入胃这个"仓库"后，就开始进入消化程序，由胃研碎磨成食糜。这一功能，中医称为"胃主腐熟"。《黄帝内经·灵枢·营卫生会》中说"中焦如沤"，更是形象地描绘了胃腐熟食物的状态——就像浸泡沤肥一样，以使食物变成更易于转运吸收的食糜状态。如果胃的腐熟功能低下，食物得不到消化，就容易造成胃脘疼痛、嗳气、出气有腐臭味等食滞胃脘症状。

⊙ 胃主降浊，胃气和降才能全身舒畅

《黄帝内经》中说："受谷者浊。"胃中初步消化的食糜，依靠胃气的作用而下降到肠道，这就是"胃主降浊"。

胃主降浊，不仅包含饮食水谷在人体内的消化、吸收，还囊括代谢产物的排泄，这是一个非常复杂的过程，需要小肠、大肠等脏腑的协同合作。小肠、大肠与胃相通联，因此胃主降浊还包括小肠将食物残渣下注大肠，以及大肠排泄粪便的过程。

不论是胃将食糜下传至小肠，还是小肠、大肠排泄食物残渣，都需要胃气的温煦和推动。如果胃气不降，胃主降浊的功能就会出现问题，可导致胃失和降或胃气上逆。

胃失和降，通常使人出现腹胀、胃痛胃胀、便秘等症；胃气上逆，可使人出现恶心、呕吐、打嗝、泛酸等症。

⊙ 胃痛，也可能是肝惹的祸

肝气具有疏通、畅达全身气机的作用，如果肝气不畅，像野马一样到处乱窜，可横逆犯胃，影响胃气通降，使人出现胃脘痛、呕吐、呃逆、胁痛等症。中医里将这种情况称为"肝气犯胃"。

　　肝气犯胃的人大多数肝气亢盛，而辛辣、油腻食物可加重肝阳亢盛，所以肝气犯胃时饮食宜清淡，多吃西红柿、茭白、苦瓜、冬瓜、萝卜、雪梨、苹果、金橘等具有疏肝行气作用的蔬菜水果，远离辣椒、肥肉、烟、酒等助火生痰之品。

　　另外，每天早晚喝一杯蜂蜜水，可润肠通便，有助于疏肝气、祛胃热，使脏腑之气通顺，浊气下降。

⊙ 温热饮食，保护好胃气

　　胃气的盛衰直接影响到胃主受纳腐熟的功能，要保护好胃气，日常生活中我们就应多吃温热的食物，少吃寒凉食物。夏天的时候，人们贪凉，大量吃凉菜、冰镇西瓜，喝冷饮，虽然爽口，但血管、各组织器官受到寒冷的刺激，容易发生挛缩、血流不畅的现象，时间久了就会伤害胃气，使人大便总是溏稀，皮肤变差，喉咙老是隐隐有痰不清爽。

　　寒凉食物损害了胃气，还会使脾胃的功能下降，身体吸收不到营养。久而久之，抵抗力就会下降，感冒、腹泻等各种小毛病就会找上门来。

脾胃好似"夫妻档"，关系和谐消化好

《黄帝内经·素问·灵兰秘典论》中说："脾胃者，仓廪之官，五味出焉。"从中医的角度来说，脾胃是一个系统，脾和胃是密不可分的。

⊙ 胃主外，脾主内，脾胃不和，五脏遭殃

脾属阴，是脏；胃属阳，是腑。脾胃互为表里，就像一对夫妻，默契配合，为人体的饮食问题忙碌。

脾胃的分工是比较明确的。胃是"丈夫"，主外，它负责"迎来送往"，即把食物从外面"迎"进来，并且打磨碎，分出精微和糟粕，然后把精微物质送交给脾，糟粕下降到小肠。脾是"妻子"，主内，它负责家里的"精细活"，即将胃"上交"的精微物质做成适合身体消化吸收的"美食"，然后分给各个"家庭成员"。

都说"家和万事兴"，夫妻吵架伤和气，夫妻不和更是让家庭幸福指数直线下降。对于我们的身体而言，脾胃这对"夫妻"如果不和，波及的不仅仅是消化系统。

比如，胃气有下降的特点，肺也有肃降的功能，但肺在胃的上面，

如果胃气不降，堵住了肺气肃降的通路，肺气难以下降，堵在胸口，就会使人胸闷、呼吸不畅、心烦气躁。

再如，脾胃闹不和，最直接的后果就是无法化生充足的气血津液，而五脏六腑得不到补给，人就会出现乏力气短、头晕、嗜睡等症状。

又如，肾是先天之本，依赖于后天的补充，而脾胃是后天之本，长期脾虚会导致肾虚，表现为五心烦热、容易盗汗，或畏寒怕冷、手足冰凉等。

⊙ 健脾和开胃，是有区别的

我们常说调理脾胃，健脾开胃，其实，在具体运用时，是有侧重的。中医认为，"知饥而食不纳者"，即想吃又吃不下，这是胃不舒服的表现，调理时应侧重养胃；"能纳食而不知饥者"，即能吃下去而不想吃的，说明脾的功能出现了问题，要注重健脾。当然，我们平时养护脾胃不会分得这么细，但这个道理还是要了解的。

名医小课堂

什么是互为表里

表里是指身体部位而言，表和里相对而存在，犹如阴和阳相对而存在。如果以表里分阴阳的话，表属阳，里属阴，体表为表，体内为里。

中医认为，脏的生理位置深一些，腑的生理位置浅一些，所以脏属里，腑属表，五脏和五腑互为表里。具体来说，心和小肠、肺和大肠、肝和胆、脾和胃、肾和膀胱互为表里。（三焦为孤腑，没有内脏和它相表里）如果以脏腑分阴阳的话，脏属阴，腑属阳，这和表属阳，里属阴的分法是一致的。

这些事，
让你的脾胃变虚弱

脾胃疾病，是我们日常生活中最容易遇到的。脾胃病其实很多都是生活中的小事儿引起的，正是因为"小"，从而被忽略，日积月累，使脾胃变得虚弱。

不吃早餐的人，容易得胃溃疡

不少人为了赶时间或者减肥，早餐变得可有可无，甚至有的人长期不吃早餐，这样对脾胃的伤害是极大的。

⊙ 胃里没食物，胃酸会"吃掉"胃黏膜

胃酸具有促进消化的作用，但胃酸也是一把双刃剑。当它分泌过少或缺乏的时候，可导致腹胀、腹泻等消化不良的现象；如果分泌过多则会对胃肠道黏膜形成"腐蚀"，时间久了可导致溃疡、溃疡穿孔、胃出血等症。

晚上睡觉的时候，人虽然休息了，但消化系统仍然在不停地忙碌着。早上胃肠道"苏醒"，进入工作状态，开始分泌胃酸、消化酶等酸性物质，这时候吃早餐，可中和掉胃肠分泌的酸性物质，消化也会快。如果不吃早餐，胃酸就只能"消化"胃壁，损伤胃黏膜。很多胃炎、胃溃疡的患者，问诊发现都有长期不吃早餐的习惯。

⊙ 脾生化无源，抵抗力就会下降

汽车要前行，需要燃烧汽油作为动力。脾胃就跟汽车一样，它的

运作也需要动力，这个动力就是气血。如果吃进的食物不够，气血生化无源，脾胃也就无法得到足够的营养支持，运作的速度就会慢下来，各脏腑器官就得不到足够的营养补给，身体健康水平就会降低，整个人看起来就会显得没有精神，容易累，抵抗力降低，经常感冒等。

⊙ 早餐要吃，更要吃对时间

真正会过日子的人除了追求吃得好外，还追求怎么吃更健康。那么，早餐应该怎么吃才合理呢？建议是，热稀饭、热燕麦片、热羊乳、热牛奶、热豆花、热豆浆、芝麻糊、山药粥等，搭配适量的蔬菜、面包、三明治、水果，以及鸡蛋、豆制品、干果等，水分、营养一应俱全。需要注意的是，脾胃怕冷，早餐宜热吃，这样才能保护好脾胃之气。

吃早餐的时间也很有讲究。辰时（上午 7~9 点），胃经经气旺盛，这个时段吃早餐是比较合适的，最好是在 7~8 点吃。因为 7 点之前大肠经经气旺盛，宜在此时进行排便，以排空肠胃；9 点距离午餐较近，这时候才吃早餐，容易影响午餐的进食。

总是吃太饱，易被肥胖、"三高"盯上

饮食自倍，肠胃乃伤。

——《黄帝内经·素问·痹论》

脾胃居于人体中部，五行属土。土的特点是包容性强、万物所归，什么东西到了土里面，时间长了都能化掉。我们的脾胃也是这样，不管吃了什么东西，吃了多少，到了脾胃都能被消化掉。但是，这并不意味着我们吃的东西越多越好，吃得太多，暴饮暴食，脾胃也受不了。《黄帝内经·素问·痹论》中就说："饮食自倍，肠胃乃伤。"

⊙ 暴饮暴食，脾胃不堪重负

遇到好吃的，就大快朵颐，或者吃了太多难以消化的食物，会使脾胃不停地在"工作"，"加班"处理这些多余的食物。长此以往，脾胃会喘不过气来，而且磨损严重，不仅运转速度变慢，不能运化水谷精微，还会生痰湿，将营养物质变成有害废物。脾胃功能受损，废物不能及时排出体外，堆积在身体里，还会导致肥胖、水肿、脂肪肝、高血压、糖尿病等各种病症。

⊙ 吃饭七分饱最合适

俗话说："吃饭七分饱，健康活到老。"每餐吃七分饱，既可满足身体对营养的需求，而且能减轻脾胃负担，预防肥胖。

很多人都不知道吃到什么样才算是七分饱。其实，七分饱只是一个形象的说法，意在提醒人们吃饭不要吃得太饱，只要觉得不继续吃也不会饿着，大致就是七分饱了。

一般来说，第一餐吃七分饱，第二餐之前也不会觉得饿，而是在快到第二餐的时候才有饥饿感。如果第一餐觉得吃七分饱了，但还没到第二餐的时间就饿了，下一餐则可以在第一餐的基础上适当增加点儿饭量。

※ 特别提示 ※

不少人喜欢边吃边聊，或者一边吃饭，一边看电视或玩手机，这样不容易有饱感，会在不知不觉中增加饭量。所以，吃饭的时候一定要专心，细嚼慢咽，细心感受自己对饱感的掌握程度，控制好每天的饭量。

偏食的人脾胃一定虚弱

"民以食为天"，吃是我们每天的头等大事。《黄帝内经·素问·生气通天论》中提出了一个总的饮食原则，称"谨和五味"。五味，指的是酸、苦、甘、辛、咸。五味调和，营养摄入均衡，咸淡得宜，身体得养，人才会健康。

但是，生活中不少人却是五味偏颇的，很多小孩子经常吃零食、油炸食物、烧烤、方便食品、洋快餐、甜点等高油脂、高盐分、高糖分的食物，使五味偏嗜过度，营养过剩，同时身体必需的营养素却摄入不足，就会被肥胖或过度消瘦、贫血等盯上。甚至有的孩子小小年纪就被糖尿病等"富贵病"缠上。

其实，不仅孩子如此，一些成人也偏食偏嗜，经常以烧烤、甜食、零食等代替正餐，或者经常大鱼大肉，使身体营养过剩而出现肥胖、高血压、糖尿病、脂肪肝等疾病。

因为五味偏嗜过度，从根本上损伤了脾胃，使脾胃功能下降，不能吸收营养、消化过剩物质，从而使过剩的营养和代谢废物都堆积在身体里，形成对身体有害的水湿、痰饮等。

⊙ 两方面克服偏食偏嗜

"谨和五味"包括两方面：一是咸淡适宜，中和五味；二是食不厌杂，营养均衡。

中医认为："大甘、大酸、大苦、大辛、大咸，五者充形，则生害矣。"甘、酸、苦、辛、咸，不论是哪种味道过度，不仅不可口，还会损害脾胃之气。所以，我们的日常饮食要做到浓淡适中，尤其是孩子的消化系统、肾脏功能发育未完善，饮食应宁淡勿浓。平时少给孩子吃零食、油炸食物、方便食品、洋快餐、糖果、点心、烧烤食物等，给孩子解馋的"零食"最好是干果、全麦面包、糖分低的饼干等，并要控制好量，避免影响正餐。

"食不厌杂，饮食以养胃气。"平日饮食要"杂"，粗细粮合理搭配，鱼、肉、蛋、奶、蔬菜、水果等的摄入要适宜，具体可参照中国营养学会制定的"营养金字塔"。

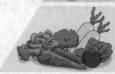
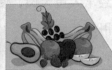
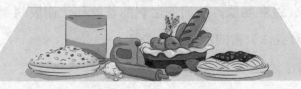

适量的油、盐、糖，每天摄入量为 25 克

奶、奶制品，每天摄取量为 200~300 克

禽、肉、鱼、蛋等动物性食品，每天摄入量为 100~200 克

蔬菜、水果每天摄入量为 300~400 克，蔬菜与水果之比为 8：1

粮谷类食物，每天摄取量为 400~500 克，粮食与豆类之比为 10：1

⊙ 孩子偏食挑食怎么办

如果孩子出现偏食挑食的现象，父母不能一味顺从，应及时纠正。

一、父母是孩子最好的榜样

父母是孩子最好的老师，父母首先要做到不偏食、不挑食，吃饭的时候要对每种食物表现出很香、很满意的神色，带着孩子吃。当孩子"挑战"自我，吃以前不喜欢吃的菜时，父母要对孩子给予称赞和鼓励。

二、营造良好的用餐氛围

良好的用餐氛围可使孩子吃饭的时候心情舒畅，人心情好的时候比较容易接受不喜欢的事物。不管什么原因，父母都切忌在孩子进餐时恐吓、责骂或以其他方式惩罚孩子，以免影响孩子的食欲，甚至引起孩子的逆反心理而厌食。

三、鼓励孩子参与做饭

在准备饭菜的时候，鼓励孩子参与，让孩子帮忙洗菜、拿调料、摆桌椅、端菜碟、分碗筷等，让孩子充分发挥自己的创造力，参与到饭菜的准备和制作中，以提高孩子进餐的兴趣，也有助于孩子接受以前不喜欢的食物。

四、控制点心和零食

古人说"饥不择食"，人饿的时候不论什么东西都能吃得下。如果孩子吃了过多的零食，到正餐的时候就不觉得饿，就不爱吃饭，所以一定要控制零食。当孩子饿的时候，即使不太喜欢的食物，他也会觉得味道不错。

吃饱就睡，就是在等病来

很多人白天忙碌了一天，早餐、午餐匆忙对付，晚上大吃一顿，然后回到家倒头就睡，这种生活对于健康来说是极大的损害。"吃饱就睡"无异于"睡以等病"，很多脾胃病都是由这种不健康的习惯造成的。

长时间工作会让人身心疲惫，充足的休息才能让人精神奕奕。同样，工作了一天的脾胃，夜晚的时候也需要休息。此时如果吃饱就睡，脾胃被迫"加班"，负担更重，就没有足够的时间来进行休整。

《黄帝内经》中指出，人卧，血归于肝。人在休息的时候，血液流向肝脏，脾胃等脏腑器官的血流量减少，运转速度也就相应变慢，这使得食物长时间滞留在胃里。为了消化掉这些食物，胃会被迫分泌大量胃液，其中的胃酸，就会对胃肠黏膜造成损伤，长期如此可导致胃糜烂、胃溃疡等疾病。

吃饱就睡还可能导致胃里的食物反流至食管、气道、咽喉等部位，引起胃食管反流病、反流性胃炎等多种疾病。另外，饱食后入睡还会导致肥胖、高血压、糖尿病、脂肪肝等疾病。

什么时候吃晚餐最合适呢？一般建议在晚上6点左右吃晚餐，最晚不要超过晚上8点，吃七分饱即可；晚上8点之后，除了饮水之外，最好不要再吃东西，尤其是固体食物。晚餐之后3个小时内最好不要躺下睡觉，这样能使血液集中于胃肠，促进消化。

生、冷、硬的食物胃最怕

有的人恐高，有的人怕虫子，有的人怕黑……其实，我们身体的每一个部位也都有害怕的事物，比如脾胃就特别害怕生、冷、硬。生的食物，如生瓜果、生吃的蔬菜；冷的食物包括冰镇饮料、冰棍、冰激凌、凉菜、凉饭，以及本身属性寒凉的食物，如田螺、柿子、西瓜等；硬指生硬、不容易消化的食物。

夏天的时候，很多人喜欢吃冰镇西瓜、喝冰镇饮料，清凉入口，十分舒爽。然而，解了一时之热，却使寒凉入体，身体为了抵御寒凉之气的入侵，就要消耗大量的阳气。寒凉之气最先达到的部位是脾胃，也就意味着脾阳、胃气最先耗损。经常大量吃生冷食物，阳气不足以抵御寒凉之气，脾胃就会被"冻着"，使人出现腹泻、腹胀、腹痛等不适。

当我们的皮肤碰到硬的东西时，会觉得硌得慌。胃也是一样，干硬的食物进入胃部，娇嫩的胃黏膜也会觉得很硌。胃要把食物磨碎，如果经常吃干硬的食物，胃就要花比平时多的时间和力气去磨碎，时间久了胃就会很累，甚至受伤，引起胃炎、胃溃疡等疾病。

脾胃害怕生冷，那么要养护脾胃，饮食就应当温热，饭菜、汤饮的温度尽量维持在 37℃左右。当然，这只是一个参考，具体以自己不觉得烫也不觉得冷为度。

夏天的时候，尽量少喝冰镇冷饮，口渴或出汗后喝一些温开水，更有助于解渴散热；冬天要远离凉菜、冷饮、冰激凌等寒凉食物，以免刺激胃肠。

另外，一日三餐可以多吃温润多汁的食物，干硬的食物要煮软后再食用，以减轻脾胃的负担。吃饭的时候，细嚼慢咽，将食物充分嚼碎，更易消化。

肠胃怕冷，也不是说绝对不能吃生冷食物，毕竟，饮食也还要考虑到自己的喜好，只要掌握好方法和量，就能减少对脾胃的伤害。

例如，夏天制作凉菜的时候，适当加一些姜末、蒜末，姜、蒜性温，味辛，可以中和掉凉菜的一部分寒气，还可以起到杀菌的作用；适当喝姜茶，可温胃散寒，保护脾胃；先吃热菜，隔一会儿再吃凉菜，有热菜"垫底"，寒凉之气不容易直接伤害脾胃。

※ 特别提示 ※

胃不仅怕寒凉食物，还怕冷空气，一旦受到冷气的刺激，就容易收缩痉挛，出现胃部绞痛、腹痛等症。因此，不论什么时候，都要注意腹部保暖。夏天的时候，尽量不穿露脐装，冬天时可穿上贴身的小背心，避免腹部受凉。冷风天出门，戴上口罩，也是对胃的一种保护。

你熬夜，脾胃也跟着加班

李东垣在《脾胃论》中指出："劳倦则脾先病，不能为胃行气而后病。其所生病之先后虽异，所受邪则一也。"过度劳倦伤及脾，脾受伤便不能传输运送胃产生的水谷精微，胃也就会紧跟着变得虚弱。

《黄帝内经·素问·举痛论》中说："劳则气耗。"不论是过度的体力劳动，还是用脑过度，都可使中气受损，进而伤及脾胃之气。过用体力，可使脾胃劳累过度而影响其功能，使人出现胸闷气短、浑身无力、不爱说话、胃纳减退、胃脘部有重坠感等症状。而用脑过度，则会使血液流向大脑，脾胃的血流量减少，导致其运化迟滞，消化功能紊乱，出现脘腹痞满、食欲缺乏或吃完后也不容易消化等问题。

对于现代人来说，加班熬夜是家常便饭，那么，如何预防过度疲劳呢？最好的办法就是劳逸结合，合理作息。

平时工作时应劳而有度，脑力劳动者在觉得大脑疲倦、眼睛肿胀时，应该站起来适当做些活动，散散步、做做操，眺望远方，对脑力的恢复和神经的调节很有益处；进行体力劳动时，应控制好时间，适当停下来休息，喝点水。

每天要保持至少 7 个小时的睡眠，晚上 10 点半左右入睡，中午休息 30 分钟左右，有助于保持精力充沛。如果需要挑灯夜战，最好在白天先补眠 1~2 个小时。

※ 特别提示 ※

加班熬夜很消耗体力，容易使人饥肠辘辘，这时可以吃一些淀粉含量少的食物，并搭配富含蛋白质的豆浆、牛奶等，以补充体力，为大脑"加油"。不要吃淀粉含量高的饼干类食品，因为过量会给脾胃带来负担，而且使人感到昏沉疲倦。

烟酒无度，伤肝伤肺也伤胃

烟酒不仅伤害肺和肝，还是脾胃健康的杀手，它们对脾胃的伤害是难以估量的。

⊙ 烟不离手，胃病也不会离开你

小小一根香烟，其所含的有害物质却是惊人的，烟雾缭绕中，尼古丁、焦油等有害物质通过呼吸道黏膜进入身体，可入侵肺部，增加肺部患病的概率。不仅如此，这些有害物质还可以通过循环系统进入消化道，对人的消化系统特别是胃造成毒害。

研究发现，烟雾中的尼古丁可直接损伤胃黏膜，导致胃黏膜小动脉收缩，胃黏膜缺血、水肿；煤焦油等物质进入胃内，会直接破坏黏液层的完整性，促使胃酸分泌增多，从而对胃黏膜造成腐蚀。

而且，烟属于热性物质，吸入人体后可形成湿热，湿热困阻脾胃，会使脾胃运化受阻，从而导致腹胀、身体疲倦沉重、大便稀薄、身热口苦、口渴而不喜欢饮水、尿少而黄、皮肤发黄等症。

所以，如果你脾胃不好，还有吸烟的习惯，那就要考虑戒烟了。

⊙ 以酒为浆，脾胃受伤

酒者，水谷之精，熟谷之液也。其气慓悍，其入于胃中，则胃胀，气上逆，满于胸中，肝浮胆横。

——《黄帝内经·灵枢·论勇》

中国有句古话叫"无酒不成席"，每到节日聚会，总是少不了酒的身影，酒可以起到调节气氛、联络感情等作用。中医用酒治病养生的历史也由来已久，酒文化更是中国饮食文化的重要组成部分。

然而，酒也是一把双刃剑，能益人也能损人，其中被人们所熟知的就有过度饮酒伤肝。其实，经常饮酒何止是伤肝，还有脾胃。《黄帝内经·灵枢·论勇》中就有记载："酒者，水谷之精，熟谷之液也。其气慓悍，其入于胃中，则胃胀，气上逆，满于胸中，肝浮胆横。"饮酒过度，胃和肝胆都会出问题。

肝是人体的解毒器官，酒精需要经过肝脏的代谢才能排出体外，过量饮酒会加重肝脏的负担。那么，酒精是如何伤胃的呢？很简单，胃是容纳饮食水谷的"仓库"，酒属于刺激性饮品，它经过食道进入胃，可对胃黏膜造成强烈的刺激，所以长时间过量饮酒会影响到肠胃功能，严重的还可能导致胃黏膜损伤、糜烂，引起胃炎、胃溃疡等。

在中医看来，水属阴、湿，火属阳、热，而酒阴中有阳，是湿热的结合体。过量饮酒，湿热侵体，蕴藉于肝胃，可引发恶心、呕吐、胃痛、腹胀以及一过性的精神症状等；湿热酒毒不能及时消解，上蒙清窍，第二天就会出现头昏头痛、精神不佳的症状；短时间内饮酒过度，更会引起昏迷或休克。

如果长期饮酒无度，还会导致肝脾失和，湿热、血瘀、酒毒相互搏结，在胁下形成硬块"酒癖"，即现代医学中所说的酒精性肝硬化。

⊙ 喝酒要掌握点技巧

平时饮酒，要控制好量。一般来说，男性如果喝酒精度数为50左右的白酒，以每天不超过100毫升为宜；女性的安全饮酒量是男性的50%。

饮酒前一定要先吃含水量比较高的蔬菜、水果，既能减轻酒精对胃黏膜的刺激，又能稀释身体里酒精的含量，减少醉酒的概率。

另外，"早酒伤胃，宿酒伤脾"，起床和临睡前要避免饮酒。

※ 特别提示 ※

很多食物都具有解酒的功效，如白萝卜、香蕉、梨、柚子、西红柿、水蜜桃、枇杷、桑葚、葛花、菊花、扁豆等，饮酒前适量食用，有助于预防醉酒。

葛花有清火解毒、醒酒暖胃等功效，每次喝完酒后取葛花10克，加水煎煮，代茶饮用，有很好的解酒、利尿作用。

久坐伤脾，会让你四肢无力

大多数人每天都久坐在电脑前，看着屏幕，运转着大脑，手指在键盘上敲打，心脏、呼吸都在运动，肝脏在忙碌地工作以为身体调配血液，而肌肉则闲得慌。《黄帝内经·素问·宣明五气》中说"久坐伤肉"，长时间坐着，肌肉得不到运动，慢慢就会变得没有力气，甚至萎缩。肌肉不动，背后受影响的是脾。

脾主运化、主肌肉，久坐就是缺乏运动，可导致四肢肌肉气血得不到宣通，脾的气机就会郁滞，导致脾的运化功能缓慢，食物消化吸收受阻，出现吃不下饭、腹胀等病症。这也是许多办公室白领经常腹胀、消化不良、便秘的原因。

对于久坐办公室的人来说，每天忙着工作，几乎没有时间去运动，运动健身成了一个难题。其实，在工作的间隙，在办公室里也能运动，不一定非得专门抽出时间去健身房。下面几个动作就非常适合在办公室做。

一、颈背运动

端坐或站立，身体自然放松，头慢慢向下，使下颌尽量靠近胸部，从而使背部肌肉被拉伸，然后缓缓仰头至最大限度，使颈椎肌肉得到放松。重复上述动作 5 次。接着头部缓缓转向左边至最大限度，停留 5 秒钟，再缓缓转向右边至最大限度，停留 5 秒钟，反复进行 5 次。注意避免转头速度过快。

二、手部运动

屈伸双手前臂，反复 5 次；然后分别按顺时针、逆时针方向旋转手腕各 5 次。接着反复舒展、抓握 5 个手指，反复 10~15 次；再将双手向两侧伸展，屈起前臂，双手握拳，拳眼对着肩膀部位，上臂用力，围绕肩关节旋转，反复进行 20 次。

三、腹部运动

站立，双脚分开，与肩同宽，腰背挺直，收缩腹肌，向前弯腰至最大程度，停留 3~5 秒，放松腹部肌肉，缓慢恢复站立姿势，反复 5~10 次。弯腰时吸气，恢复站立姿势时呼气。

四、腿脚运动

坐在椅子上，背部靠在椅背上，慢慢伸直左腿，当感觉腿部肌肉紧绷时，坚持 5 秒，然后放松，换右腿。左右腿交替 15~20 次。然后双腿并拢，膝盖弯曲，自然坐好，脚掌放在地面上，接着尽量抬起脚后跟，就像跳芭蕾舞一样，使脚尖着地，坚持 5 秒钟，再放下脚后跟，反复进行 15~20 次。

随意吃药，先伤脾胃再伤肝肾

许多药物如果服用不当，会直接或间接伤害脾胃，引起炎症或其他病变，继而会引发肝肾损害。所以，如果身体不舒服，应遵医嘱用药。

服用保健品之前，也应向医生咨询。

⊙ 药不对症便是毒，服用中药别随意

中医讲究"辨证施治""对症用药"，使用中药方剂要考虑病人的体质、病情，以及药物的性质和功能，若哪个方面使用不当，都有可能对脾胃造成伤害。所谓"药症相符，大黄也补；药不对症，参茸也毒"，就是这个道理。

例如，板蓝根药性苦寒，属于清热解毒类药品，对于容易上火、脾胃湿热的人来说疗效较好，但对于体质虚寒、面色发黄且经常腹泻的人来说，就不宜经常服用，因为苦寒伤胃，可引起胃痛、怕冷、食欲缺乏等。

中药服用的方法不对，也有可能对脾胃造成伤害。不少中药和中成药服用后可使胃有不适感，这些药物需要在饭后 30 分钟再服用；如果空腹服用，药物可刺激胃黏膜，加重胃部不适，甚至引起脾胃不和、腹泻、不思饮食等症。

有的人受不了中药的苦味，服药后喝甜的饮料，或者吃糖果、甜味的点心来缓解口苦，这样做不仅影响药效，还可能伤脾。因为中药的苦味本身具有刺激味觉、助消化的作用，而甘（包含甜味）入脾，量少时能补益脾胃，但服药后吃甜食，不仅会有饱腹感，还容易滋腻伤脾，减少唾液分泌，让食欲变得更差。

※ **特别提示** ※

孩子感冒、咳嗽了，不少父母就给孩子服些双黄连口服液、夏桑菊颗粒等。这种做法很不妥当。孩子的脾胃还没有发育完善，上述苦寒的药物会伤及孩子的脾胃，而且黄芩、夏枯草、鱼腥草等清热解毒的中药用多了，也会影响孩子的胃口。因此，给孩子用药，一定要遵医嘱，切忌自行用药。

⊙ 西药伤胃有两大类

现在越来越多的人被胃病困扰，其中就有一种"药源性胃病"，即由药物或用药不当引起胃肠道损伤而引发的胃病，表现为胃痛、胃部灼热感、泛酸以及食欲减退，严重的甚至出现胃黏膜糜烂、出血等症。

药源性胃病因药物而起，所以一定要注意用药安全。常用的会伤胃的药大致有两类。

一是阿司匹林、吲哚美辛、萘普生、扑热息痛、布洛芬等抗炎镇痛药。一些中老年人患有心血管疾病，需要长期口服小剂量的抗炎药，无形中会对胃肠造成轻微刺激，逐渐累积，时间久了容易引起急性胃黏膜病变、糜烂出血性胃炎、消化性溃疡、胃出血等症。

二是强的松、地塞米松、可的松等激素类药物。这些药物有减少黏液分泌及促进胃酸、胃蛋白酶分泌的作用。

患有胃病的人，若是需要使用上述药物，更应遵循医生的指导。

思虑过度，难有好食欲

思伤脾，怒胜思。

——《黄帝内经·素问·阴阳应象大论》

人有喜怒哀乐，但过度就会伤害五脏六腑，其中忧思、恼怒过度，会伤害脾胃，尤其是过度思虑，对脾的影响最大。

不少人都有过思虑过度而吃不下饭的经历，这其实就反映了中医上说的"思伤脾"。脾主运化，脾的功能是将水谷精微等营养物质输送至心、肺等脏器，并通过它们的作用供应全身。

然而"思则气结"，思虑过度会影响脾气的升清，使脾运化失常，气血生成减少，身体就会因为缺乏能量供应而感到疲乏、头晕。而且脾气主升与胃气主降相反相成，脾不升清会影响到胃气的下降，进而使人出现食欲减退、腹胀、腹泻等症。

思虑过度对脾胃的影响，跟血液的流向也有关系。当人在思考的时候，大脑的"活动量"特别大，人体的血液大量流向大脑，脾胃中的血液供应量自然就相应地减少，从而导致脾胃的消化吸收能力减弱。

思虑是我们避免不了的，但思虑的"度"却是可以控制的。当遇到"百思不得其解"的事情时，不要一味钻牛角尖，以免越"解"越不顺，反而可能导致"气结"。建议这时放宽心，休息一下，通过适当的运动来转移注意力，让大脑休息。

另外，吃饭的时候思考问题或者想一些不开心的事情，会影响食欲和消化，所以吃饭时一定要专心，暂时把与吃饭无关的事情放到一边，一心一意地吃饭。

现在，很多人吃饭的时候眼睛也盯着手机屏幕，这种习惯非常不好。一是影响消化，你的注意力不在饭上，消化液的分泌自然就不积极，吃进去的东西是难以消化的；二是容易发胖，看着手机，不知不觉就会吃掉更多食物而不知饱，长期这样，是很容易发胖的。

※ 特别提示 ※

经常生气、恼怒，不仅伤肝，也会伤害脾胃。因为脾气属于人体气机的一部分，其对脾胃的温煦、推动以及升清的生理特性，都有赖于肝的疏泄功能正常。生气动怒，人肝脾不和，就会出现食欲不振、乏力、头晕头痛、失眠等症。

脾胃问题有多种，你是哪一种

中医治病讲究辨证论治，脾胃问题很复杂，证型很多，常见的有脾气虚、脾阳虚、中气下陷、脾不统血、胃气虚、胃阴虚等，在调养时，一定要分清证型，这样才能事半功倍。否则，很可能会导致脾胃问题更加严重。

辨证论治，听起来好像很玄，其实没那么难懂，本章就对各种常见证型一一做分析，并给大家提供一些在家就能用的调养方。

面黄肌瘦的人多是脾气虚，要益气健脾

脾气具有温煦、推动脾运化的作用，如果人体脾气虚，就会导致脾运化失健，也就是脾气虚证。饮食不节、劳累过度、长期生病吃药，都有可能耗伤脾气，造成脾气虚证。

脾气虚则脾运化无力，身体各脏器得不到足够的营养，主要表现为面色萎黄、肌肉消瘦、四肢无力、容易疲劳、精神不振、不爱说话、食欲缺乏、腹胀、大便稀或腹泻等。

女性脾气虚，还有可能出现月经量少、月经颜色变淡、白带清稀等妇科病。

婴幼儿脾气虚，多表现为食积、呕吐、腹部长大、身体消瘦、面色萎黄等。

⊙ 用食物补足脾气

《黄帝内经·灵枢·经脉》中说"虚则补之"，脾气虚的最好进补方式就是吃，用食物将脾气补足。

山药、栗子、牛肉、鸡肉、糯米、土豆、红枣等食物，有助于强脾健脾，脾气虚弱的人平时可多吃；黄芪、党参、陈皮、芡实等中药都是益气健脾的常用药，脾气虚的人可在医生的指导下做成药膳，必要时煎汤内服。

这里推荐一道益气健脾的药膳。

红枣山药小米粥

【材料】 鲜山药100克，红枣（干）6枚，小米50克。

【做法】 1.山药洗净，去皮，切碎；红枣浸泡至软，洗净，去核；小米淘洗干净。

2.将小米、红枣放入锅中，加入适量清水，大火煮沸后转小火熬煮至小米软烂，加山药煮熟即可。

红枣、山药都是补益脾胃的理想食物，搭配养胃的小米，对脾气虚、脾胃功能不好的人非常合适。脾胃虚寒的人还可以在这道粥中加入红糖，既能调味，又可起到温胃的作用。

⊙ 脾最怕辛辣、苦味食物

辛辣食物非常刺激、爽口，但是，辛辣食物会耗气，吃得太多会使脾胃功能变弱。而且人的胃肠黏膜十分娇嫩，容易受到刺激，辛辣食物吃多了，容易导致胃肠黏膜损伤，严重的还可导致糜烂。所以，脾胃虚的人要少吃辛辣食物。

另外，苦能泄热降气，若吃得过多则会耗气。所以，苦瓜、苦菜等苦味食物，脾胃虚的人不宜吃太多。苦丁茶、绿茶等也不宜多喝。

⊙ 随时都能做的拍腿健脾法

《黄帝内经·灵枢·邪客》中说："脾有邪，其气留于两髀。"髀，也就是大腿根处。脾气虚的人每天用手轻轻拍打两侧大腿根处，每次 3~5 分钟，每天 2~3 次，可加速气血运行，有助于健脾，而且还能刺激大腿根部的气冲穴、冲门穴，对女性月经不调、痛经、白带异常，以及手脚冰凉等有调理作用。

气冲穴在腹股沟上方一点（大腿根内侧），脐中下 5 寸，距前正中线 2 寸。

冲门穴位于腹股沟外侧，距耻骨联合上缘中点 3.5 寸，当髂外动脉搏动处的外侧。

每天在脾经旺盛的时段（上午 9 点 ~11 点），用拇指或中指的指腹分别沿顺时针、逆时针方向按摩这两个穴位各 3~5 分钟，也可以起到很好的健脾功效。

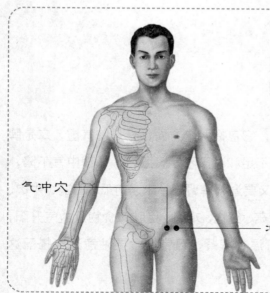

气冲穴

在腹股沟稍上方，脐中下 5 寸，距前正中线 2 寸

冲门穴

在腹股沟外侧，距耻骨联合上缘中点 3.5 寸

气冲穴

冲门穴

腹部有坠胀感是中气下陷，要益气升阳

中气下陷也称脾气下陷，多是由脾气虚证发展而来的。饮食不节、过度疲劳可加重脾气虚证，使脾主运化、升清的功能减弱，清阳下陷，从而导致中气下陷证。

脾主运化、升清，主导胃、小肠、大肠的生理功能，同时还对其他脏腑器官有提升托举的作用。如果中气下陷，会影响到脾胃、大小肠受纳、消化、吸收的功能，出现胃胀胃痛、腹部有坠胀感、食欲缺乏、大便滑泄、小便浑浊、营养不良、面色萎黄、气短乏力、头晕眼花等症；还可导致一些脏腑器官下垂移位，如胃下垂、子宫下垂、肛门下垂等症。

☉ 益气的同时还要升阳

从中气下陷的发展来看，它包括两个方面，一是脾气虚，二是脾气下陷。脾气久虚可致脾阳不足和肾阳不足，所以，调理中气下陷，既要益气健脾、升阳举陷，又要温补脾肾。小米、南瓜、山药、牛肉、红枣、栗子、粳米、糯米、香菇、红糖、鸡肉、猪肚等食物可益气升阳，莲子、羊肉、桂圆等食物可温补脾肾，日常饮食要注意适当搭配这些食物。

黄芪、党参、人参、西洋参等可补中益气，升麻、柴胡、桔梗、桂枝等可升举下陷脾气，补骨脂、炮附子、肉桂、干姜等可温补脾肾，中气下陷的人可在医生的指导下使用。

在中医里，黄芪是益气升举的常用药，我们平时可用它来泡茶或煮粥，可有效防止脾气虚、中气下陷。

黄芪3~5片，红枣3颗。红枣洗净，去核，与黄芪一起放入杯中，冲入沸水，加盖闷泡15分钟左右，可根据个人喜好酌加冰糖或红糖饮用。

这道茶美味而且滋补，不仅能调理和预防脾气虚、中气下陷，还有美容的作用，常喝可使面色红润。

⊙ 艾灸大包穴，让脾气升起来

调理中气下陷有一个特效穴位——大包穴，大包穴是脾经上的络穴，刺激大包穴可通调脾经的气血，对于脾气下陷所致的胃胀、胃痛、腹部有坠胀感、食欲缺乏、大便滑泄、气短乏力、头晕眼花等有效。

大包穴在腋窝下6寸，与乳头平行处。每天用艾条艾灸大包穴，既能益脾气，又可温脾阳。也可以在每天上午9~11点时拍打大包穴30~50下；也有益气健脾的效果。

※ 特别提示 ※

苦瓜、茄子、空心菜、芹菜、黄瓜、茭白等性质寒凉的食物容易耗损脾气，加重中气不足之症，平时应少吃，脾气虚的人最好不吃。

身体容易出血是脾不统血，止血更要补血

脾具有统摄血液，使之在脉络中正常运行而不外溢的作用。脾气虚弱，不能摄血，则血不循经而外溢，发生出血，这就是脾不统血。

脾不统血主要表现为慢性出血症，如月经过多、崩漏、便血、鼻出血、皮下出血等。脾不统血因脾气虚弱而起，所以脾不统血的人也同时会表现出脾气虚弱的症状，如面色萎黄或苍白、四肢无力、身体消瘦、不喜欢说话、精神不振、容易疲惫、大便溏稀等。

⊙ 益气方能止血

脾气虚弱不能摄血，是导致脾不统血的根源，所以对于脾不统血引起的各种出血症状，关键在于益气健脾、摄血止血。牛肉、羊肉、鸽肉、海参、红枣、山药、甘薯、南瓜、蚕豆、桂圆等食物具有益气摄血的功效，可适量食用；酸枣仁、当归、黄芪等中药也有较好的益气健脾、养血摄血的功效，有出血症状的人可在医生的指导下服用。

这里推荐一道益气摄血的药膳——黄芪红枣牛肉汤。

牛肉、黄芪、白术、红枣都是益气健脾的理想之物，牛肉、红枣还有补血的功效，搭配使用，可起到益气固表、摄血补血的作用。

黄芪红枣牛肉汤

【材料】牛肉 250 克，黄芪、白术各 10 克，红枣 10 枚，姜、盐各适量。

【做法】1. 牛肉洗净，切成小块，冷水下锅，煮尽血水，捞起冲净；黄芪、白术、红枣洗净，红枣去核；姜洗净，切片。

2. 将所有材料（盐除外）放入锅中，加入适量清水，大火煮沸后转小火炖至牛肉熟烂，加盐调味即可。

益气健脾，可使脾主统血功能恢复正常，血向外溢的情况自然得到改善。但是，光止血是不够的，血外溢就是身体在失血，时间长了容易出现贫血，所以脾不统血的人还要注意补血。补血可多吃黑木耳、动物血、动物肝、红小豆、桂圆肉、樱桃、红苋菜等食物。

⊙ 鼻出血，按压两侧迎香穴

生活中，很多人鼻出血时习惯仰着头或者是用纸巾塞鼻子来止血。这两种止血方法都是错误的。鼻出血时仰头，容易使血液流入呼吸道，造成呛咳，严重的还可导致窒息。用纸巾塞鼻子，纸巾容易与破损的鼻黏膜粘连，取纸巾的时候，可导致本已结痂的鼻黏膜再次受伤而继续出血。

鼻出血的正确应对措施为：当流鼻血时，立即坐下来，身体稍微前倾，张开嘴巴，用嘴呼吸，用拇指和食指按压鼻翼两侧迎香穴，直至血止。

迎香穴的位置很好找，就在鼻翼两旁，有一个凹陷点，按压的时候有一些酸胀感即是。

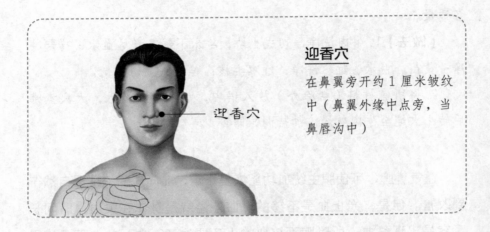

迎香穴

在鼻翼旁开约1厘米皱纹中（鼻翼外缘中点旁，当鼻唇沟中）

寒湿困脾的人大便不成形，可用艾灸祛寒湿

夏天贪凉，过量食用生冷、寒凉食物，或者淋雨后没及时擦干，以及居住环境过于潮湿等，都可使寒湿侵体。寒湿入体，首先侵犯的就是脾胃，从而导致寒湿困脾。

寒湿困脾的人，常表现为腹部胀闷、口水黏稠、嘴淡乏味、食欲缺乏、泛酸、恶心、呕吐、腹痛、大便溏泄、头部乃至整个身体困重、面色萎黄或晦暗、手脚轻微水肿等；女性寒湿困脾还会出现白带多而不断的情况。

判断自己是否寒湿困脾，有一个简单的方法，就是观察自己的大便，如果寒湿困脾，大便通常软而无形，或者粘在马桶上不容易冲掉。

《黄帝内经》中提出"寒者热之"的治疗方法，对于身体里的寒湿，可用温热性质的食物或药物"驱赶"它。

祛寒湿，中医最常用的方式是艾灸。艾叶性温，具有很好的祛寒燥湿作用，身体寒湿重的人，每天艾灸 10~15 分钟，可温热身体，驱赶寒气，而且还能使人发汗以排出多余的湿气。

在我们的身体上有一个祛湿暖脾的特效穴——脾俞穴，脾俞穴是脾的背俞穴，它位于人体背部第 11 胸椎棘突下，左右旁开 1.5 寸（两指宽）处。寒湿困脾的人，每天抽出 10~15 分钟，请家人帮忙艾灸脾俞穴 10~15 分钟，可暖脾阳、祛寒湿。脾胃的其他问题也可以得到调理。

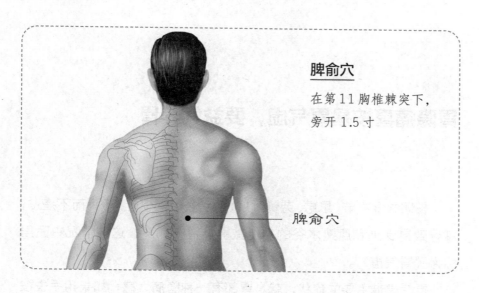

脾俞穴

在第 11 胸椎棘突下，旁开 1.5 寸

脾俞穴

食物是最好的医生，吃对了也能治病。身体寒湿重的人，除了艾

灸，饮食方面也要配合好。平时饮食更要小心，避免吃生冷、寒凉的食物，夏天时切忌贪凉而大量喝冷饮、吃凉菜，冬天要注意腹部保暖，忌吃生冷食物。牛肉、羊肉、鸡肉、生姜、葱、红枣、桂圆、陈皮等可健脾燥湿，适量食用，有助于祛除脾胃寒湿。

醪糟姜丝蛋花

【材料】鸡蛋1个，醪糟2勺，姜2片，红糖适量。

【做法】1.鸡蛋磕入碗中，搅散；姜洗净，切丝。

2.锅加水烧开，放入红糖、姜丝、醪糟略煮，下入鸡蛋液搅匀即成。

姜属于温燥食物，搭配温胃散寒的醪糟、红糖，祛寒湿的效果很不错，非常适合因为寒湿困脾而胃口不好、腹胀、四肢无力的人食用。

胃隐痛喜按是胃气虚，要益气养胃

长期饮食不节，思虑、劳倦过度，或者长时间呕吐、腹泻而不痊愈，可导致胃受纳和腐熟水谷的功能减弱，胃失和降，这种情况中医里称为"胃气虚"。

胃气虚最主要的症状，就是胃部有一种隐痛之感，如果用手去按胃部，疼痛感会有所减弱，并且吃食物后疼痛可缓解，一旦饥饿又会疼痛，而且会伴有泛酸吐清水、食欲缺乏、精神疲乏、身体倦怠无力、四肢发冷、大便溏稀、唇舌淡白等症。

很多胃病都是吃出来，胃气虚也是如此。生冷食物，如冰镇饮料、凉菜、冰镇西瓜，以及性质寒凉的食物，如海鲜、白萝卜、苦瓜等，过量食用可损耗正气，使胃气虚弱，平时应少吃，胃气虚的人应避免食用。

胃气虚的人需要补胃气，平时可多吃牛肉、猪肉、鸡肉、鹌鹑肉、鲫鱼、鲤鱼、鳝鱼、猪肚、糯米、大豆、红枣、白扁豆等益气养胃的食物。另外，人参、黄芪、党参、红枣、甘草等中药具有益气养胃的功效，胃气虚的人可在医生的指导下服用。

这里推荐一道益气养胃的茶饮——党参红枣茶。

党参红枣茶

【材料】党参 10 克，红枣 8 枚，红茶 3 克。

【做法】将所有材料洗净，红枣瓣开去核，放入杯中，冲入沸水闷泡 10 分钟左右即可饮用。

中医治疗胃气虚有两个经典的方子，一个是四君子汤，另一个是黄芪建中汤。组方如下，可在医生指导下服用。

四君子汤

人参 12 克，白术、茯苓各 10 克，甘草 4.5 克。水煎服。本方甘温能益气养胃。

黄芪建中汤

黄芪 30 克，桂枝、芍药、炙甘草、红枣、生姜各 10 克。水煎，加饴糖服用。本方能益气、温中、补虚。

胃隐痛一吃就胀是胃阴虚，
要养胃阴去虚热

过量食用辛辣刺激性食物，胃病长时间不痊愈，患有发热症状，或者心情不好、气郁化火，都可耗伤胃阴，使胃阴不足，这种情况中医称为胃阴虚。

胃阴也就是胃的津液，具有濡润、滋养胃肠的作用。胃喜润恶燥，胃阴不足会使胃失濡养，虚热郁于胃中，影响胃的功能。

胃阴虚主要表现为胃脘部位隐隐作痛，饿了也不想吃饭，吃一点儿东西就觉得饱胀，经常觉得口干咽燥，还有大便干结、干呕、打嗝、舌头发红等症状。

中医认为，水火相济，水与火平衡才能使脏腑和谐、身体健康。胃阴相当于水，胃阳相当于火，水、火的"势力"相当才能保持平衡。如果水少了，火相对就旺，人就会出现上火的症状。这种"上火"属于虚火，只清火是不够的，关键在于养阴，水的量上来了，火的势头就会慢慢减下去。所以胃阴虚调养的关键在于养阴益胃。

牛奶、鸡蛋、鸭肉、小麦、银耳、枇杷、豆腐、西红柿、苹果、梨、乌梅、燕窝等食物都具有养胃阴的功效，胃阴虚的人平时可适当食用；也可在医生的指导下，服用麦冬、川斛、桑叶、茯神、蔗浆、白芍等中药，达到生津养阴的目的。这里推荐一道养胃阴的甜汤。

银耳雪梨汤

【材料】雪梨1个，银耳3克，枸杞子10克，冰糖适量。

【做法】1.银耳泡发后剪去黄色部分，洗净；雪梨洗净去皮切丁。

2.锅洗干净，放入银耳、雪梨、冰糖，注入适量清水，大火煮沸后转小火炖15分钟至雪梨熟软即可。

银耳滋阴生津，雪梨清热生津、滋阴润燥，非常适合因肺胃阴虚而上火的人食用。秋天天气干燥，燥邪伤阴津，适量喝银耳雪梨汤，可润肺、滋胃阴。

胃阴虚的人日常饮食要避免吃狗肉、羊肉、草鱼、辣椒、花椒、小茴香、大蒜、干姜、韭菜、芥菜、荔枝、桂圆等热性食物，因为热邪伤津，会加重胃阴不足、虚火的症状。

※ 特别提示 ※

胃阴虚的人常会出现上火症状，这种火是虚火，虚则需要补，切不可去清火，吃清火药的时候看起来是缓解了上火的症状，可一旦停药，很容易反弹，甚至加重上火的症状。而且清火药多苦寒，过量服用寒凉的药物还会伤害脾胃之气，影响脾胃的消化吸收功能。

口干口苦喜生冷是胃热证，
要清胃火、泻肠热

胃热证，也就是人们常说的肠胃积热，也称胃实火证。偏食辛辣、温热食物，或者湿邪化燥化热、肝郁化热，都可导致胃热证。

有胃热证的人经常脸红身热、五心烦热、小便黄赤、便秘、口干口苦、有口腔异味，而且还特别喜欢吃生冷的食物。

如果要细分，胃热证还可分为胃热为主和肠热为主：以胃热为主的人，会觉得胃部有明显的灼热疼痛感，容易饿，食欲旺盛；以肠热为主的人，经常大便干结甚至便秘，还伴有腹痛、腹胀等消化不良的症状。当然，我们居家调养不必分得太细，了解即可。

此外，临床发现，患有急性酒精性胃炎、出血性胃炎、上消化道出血、习惯性便秘等病的人，多出现或伴有胃肠热证。

⊙ 多吃清胃火、泻肠热的食物

胃有实火，就需要清热祛火。胃热的人平时宜适量食用性质寒凉，具有清胃火、泻肠热作用的食物，如豆腐、绿豆、绿豆芽、苦瓜、冬瓜、黄瓜、苋菜、白菜、芹菜、茭白、西瓜、香蕉、枇杷、梨、桃子、兔肉等。板蓝根、菊花、夏枯草等中药具有清热祛火的功效，适量服用可清除胃肠之热，但不可过量，否则会耗损脾胃之气。

这里推荐一道清热祛火的家常菜。

凉拌芹菜

【材料】芹菜 300 克，黑木耳（干）10 克，盐、醋、香油各适量。

【做法】1. 芹菜洗净，切段，焯水后过凉；黑木耳泡发，洗净，撕成小片，焯水（焯至熟）后过凉。

2. 将芹菜、黑木耳放入盘中，加盐、醋、香油拌匀即可。

芹菜清凉可口，富含膳食纤维；黑木耳性凉，能清热祛火、润肠通便。两者搭配，具有较好的清胃火作用，而且可促进肠胃蠕动，缓解便秘，对肠积热也有良好的调养效果。

胃热的人不宜吃具有补阳助热作用的食物，如核桃仁、狗肉、羊肉、鸡肉、虾、桂圆肉、荔枝、鲢鱼、草鱼、薤白、辣椒、韭菜、茴香、肉桂、生姜、花椒、胡椒、大蒜等，否则可加重胃热症状。

⊙ 按内庭穴，打开泻火的通道

对付胃热，有一个特效穴——内庭穴，内庭穴位于足部，在足背，第 2、3 跖骨结合部前方凹陷处，是胃经上的荥穴。"荥主身热"，荥穴是热证、上火的克星，所以按摩内庭穴就相当于打开了泻火的通道，具有祛胃火、化积滞的作用。

因为胃热而导致牙疼、头痛、口臭、咽喉肿痛的人，每天早晚用拇指指腹按摩内庭穴 5 分钟左右，可缓解上述症状。也可以用按摩棒点按，对穴位的刺激更充分。

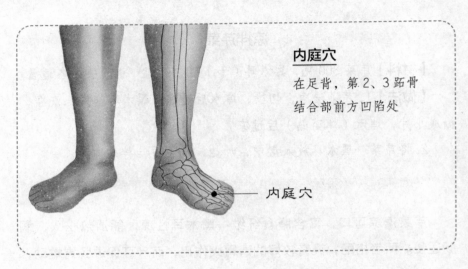

内庭穴

在足背，第 2、3 跖骨
结合部前方凹陷处

内庭穴

※ 特别提示 ※

胃热证和胃阴虚证都可表现出上火的症状，不同的是胃热证是实火，胃阴虚是虚火。

有实火的人经常口干口渴，伴有口腔异味、便秘、尿黄等症，喝水很多，尤其喜欢喝冷水，脾气大，爱发火，容易出汗。

有虚火的人会反复口腔溃疡、五心烦热，喝多少水都觉得口渴，还伴有眼睛干涩、失眠烦躁、眩晕、耳鸣等症。

火能灼烧津液，实火证得不到及时调养，可向虚火发展，出现虚实夹杂的情况。

脾胃湿热的人体倦身重，
要健脾祛湿除积热

　　湿热蕴结于脾胃，会使脾胃运化受阻而出现全身湿热症状，即脾胃湿热证，中医也称中焦湿热。

　　饮食不节、过量食用肥甘厚味食物，是造成湿热内蕴脾胃的主要原因。此外，过度思虑、情志不畅，可影响肝的疏泄，进而影响脾升胃降功能，使脾失健运而生湿，湿郁化热，导致湿热滞于脾胃。

　　脾胃湿热主要表现为脘腹痞满、体倦身重、大便溏泄或黏滞、身体发热、口苦、口渴又不多饮、尿少而黄、黄疸、女性白带异常等。

　　从临床上看，慢性胃炎、脂肪肝、高脂血症、胃泛酸、黄疸、湿疹、女性白带异常等疾病的形成，都与脾胃湿热有着莫大的关联。

⊙ 多吃清热利湿、健脾益气的食物

　　脾胃湿热，调治的关键在于清热利湿。脾有运化水湿的作用，脾气充足则运化有力，水湿自除，所以脾胃湿热者还要兼顾健脾益气。

　　金银花、菊花、芦根、桑叶、竹叶、荷叶、苦瓜、冬瓜、丝瓜、芥菜、莲藕、鸭肉等食物具有清热、除湿的功效，淮山药、薏苡仁、白术、芡实、莲子、党参、白扁豆等能健脾燥湿，脾胃湿热的人平时宜适当多吃。

苦瓜薏苡仁粥

【材料】苦瓜、薏苡仁各30克，红豆50克，粳米80克。

【做法】1.苦瓜洗净，剖开去瓤籽后，切成小块；粳米淘洗干净。

2.薏苡仁、红豆洗净，放入砂锅中，加适量清水浸泡4个小时，然后开火，大火煮沸后，下入粳米煮至半熟，再下苦瓜继续煮至所有食物软烂。

【功效】苦瓜味苦性寒，可清热祛暑、和脾补胃；薏苡仁有益胃健脾、除痹渗湿、清热排脓的功效；红豆健脾除湿；粳米益脾胃、除烦渴。这道粥非常适合长夏感受湿热而身体沉重者食用。

茯苓粥

【材料】茯苓粉10克，粳米60克，红枣7枚。

【做法】粳米、红枣洗净，放入砂锅中，注入适量清水，大火煮沸后转小火煮至粥熟，加茯苓粉拌匀即可。

【功效】茯苓性平，味甘、淡，可利水渗湿、健脾和中、宁心安神，用来煮粥，适用于水肿尿少、痰饮眩悸、脾虚食少、便溏泄泻、心神不安、惊悸失眠等症。

脾胃湿热的人忌吃下列食物：

性质温热，有补益助热作用的食物，如狗肉、羊肉、鸡肉、虾、海参、鲢鱼、荔枝、橘子、刀豆、芥菜等。

味辛辣性温热，易助热生火的食物，如韭菜、辣椒、肉桂、干姜、生姜、花椒、胡椒、茴香、大蒜等。

滋腻味厚，易生湿、加重湿证的食物，如糯米、桂圆、西瓜、松子、肥肉等。

⊙ 按揉 3 个穴位，祛除体内湿热

在人体上，有自带的清热利湿"药物"，即委中穴、曲池穴、极泉穴。

委中穴位于腘横纹中点，在股二头肌肌腱与半腱肌肌腱的中间，按压有动脉搏动感，它是膀胱经湿热水气聚集之处，经常按摩它可泻热清暑、凉血解毒。

曲池穴位于肘横纹外侧端，屈肘，在尺泽穴与肱骨外上髁连线中点，它是荨麻疹、湿疹、急性胃肠炎等湿热疾病的常用要穴。

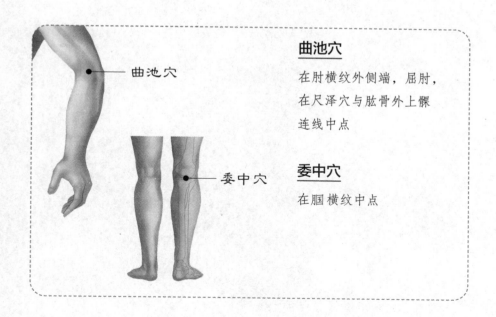

曲池穴

在肘横纹外侧端，屈肘，在尺泽穴与肱骨外上髁连线中点

委中穴

在腘横纹中点

　　极泉穴位于腋窝顶点，腋动脉搏动处，它是少阴脉湿气流出的地方，按摩它可改善黄疸、胁下满痛、心情抑郁等气机瘀滞之证。

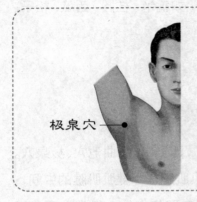

极泉穴

在腋窝顶点，腋动脉搏动处

极泉穴

　　每天用拇指分别按摩这 3 个穴位，每个穴位按摩 3~5 分钟，可起到清热除湿、调和肝脾的作用。

顺天时而养，
让你的脾胃动力十足

　　脾胃时刻都在辛苦工作，如果不注意养护，脾胃受损，很容易引发各种疾病。一年四季气候不同，脾胃的调养也要做相应的改变，只有顺应天时，才能让脾胃动力十足。

春季乍暖还寒，脾胃也要捂一捂

《黄帝内经·素问·四气调神大论》中说："春三月，此谓发陈，天地俱生，万物以荣。"春天生机勃勃，万物生发。肝属木，与春相应，所以在春天应注意养肝。

但是，春季养肝的同时也别忘了养脾胃。因为脾胃要接纳吃进人体的各种食物，并转化为营养，供应给五脏六腑，才能使肝气得升，身体得以生长发育，保持健康。

⊙ 脾胃最喜欢温热，捂一捂更舒服

冬春季转换之时，气温变化不定，此时人体的防卫体系还处于"冬眠"的状态，如果过早地脱下厚衣服，容易受到寒气侵袭而导致头痛、感冒、伤风等病症。当身体不舒服的时候，脾胃会受到影响，运作变得缓慢，使人出现胃口差、腹胀、消化不良等症，而且脾胃怕冷，寒冷之气可使经脉收缩，阻碍脾胃气血的运行，从而影响脾胃受纳腐熟、运化升清的功能。

所以春天穿衣要"捂一捂"，也就是老话说的"春捂"，为脾胃营造一个温暖的"工作环境"。

"春捂"不是说穿得越多越好，最后把自己捂得发热。一定要捂得科学。具体来说，要注意以下几点：

一、"捂"要有度

春天穿衣尤其初春时，应以保暖为重点，同时也要根据气温的变化及时增减衣物。例如春天气温日差较大，早晚较冷，需要适当穿厚一些，而晴天的中午时刻，气温比较高，这时需要适当减衣。

一般来说，只要自己不觉得冷，身上觉得暖融融的且又不出汗，说明穿衣厚度正合适。如果出汗了，说明"捂"得过了，需要脱掉一件；若感觉清凉，没有暖融融的感觉，说明脱得多了，需要增加一件。

二、减衣服要循序渐进

古语有云"欲速则不达"，春天减衣服也是如此。要根据天气情况，逐渐将衣服减薄，可以先将厚棉衣换成薄棉衣，接着将薄棉衣换成夹克，再将夹克换成薄外套；或者逐渐减少穿衣的件数，如先减保暖内衣，再减毛衣等。切忌因为天热而一下子就穿较薄的衣衫，这样很容易着凉感冒。

三、上薄下厚

人体下半身的血液循环要比上半身差，容易遭受风寒的侵袭，而且腿脚部位有脾经、胃经循行，如果受寒，可导致经络气血运行不畅。所以，"春捂"要上薄下厚，下半身的衣裤、鞋袜不要穿得过于单薄，减衣服时要先减上衣，后减下装。

女性尤其要注意，切莫过早地换裙装，否则不仅容易损害关节，而且还会让脾经、胃经的气血流通因"着凉"而变得缓慢。

⊙ 春季养脾胃，要少酸多甘

孙思邈在《千金食治》中说："春七十二日，省酸增甘，以养脾气。"春天肝气最旺，肝木过旺易克伐脾土，所以春天需要抑肝补脾，而要抑制过旺的肝气却又不能使它受损，最佳途径就是进行饮食调理。酸入肝，酸味食物可使肝气旺盛，春天本就肝气易盛，如果再吃过多的酸味食物，相当于"火上加油"，使肝气更旺，所以春天一定要少吃酸；甘入脾，甘味食物有助于养脾气，春天适量多吃甘温食物，可提升脾阳，调和脾胃气血。

"省酸增甘"，不少人理解成少吃酸多吃甜。其实，这里的"甘"并不等同于甜味食物，它指的是具有补益脾胃作用的食物，如红枣、山药、小米、糯米、高粱、土豆、南瓜、黑木耳、桂圆、栗子等。

山药是甘味食物的代表，是很好的平补脾肾的食物，春天适当多吃对脾非常有好处。而且山药属于"零脂肪主食"，多吃也不会令人发胖。

清炒山药

【材料】山药300克，胡萝卜半根，菜心100克，盐适量。

【做法】1. 山药洗净，去皮，切片；胡萝卜洗净，切片；菜心去老根，洗净，切段。

2. 锅加水烧开，下入山药片、胡萝卜片烫至水再次开，捞出；再下入菜心烫2~3秒钟，捞出。

3. 锅置火上，加适量油烧热，下入山药、胡萝卜、菜心、盐，用大火迅速翻炒均匀即可。

⊙ 适量吃辛，激发脾胃功能

韭菜、洋葱、葱、姜、蒜苗等辛味食物，具有刺激食欲、发散、行气、祛寒、活血等作用，春天适量吃些，有助于提升脾阳，并起到消食化痰、扶助正气等作用。这里推荐一道很适合春天吃的辛味主食。

韭菜鸡蛋饼

【材料】韭菜 1 小把，鸡蛋 1 个，面粉 1 小碗，盐适量。

【做法】1. 鸡蛋磕入碗中，打散；韭菜择好，洗净，控干水切末。

2. 将鸡蛋、韭菜、面粉一起放入碗中，倒入清水搅拌成糊状，面糊不要太稀也不要太稠，调成可以挂在筷子上的状态就行。

3. 将平底锅放在火上，刷一层植物油，倒一勺面糊进去，晃动一下锅，这样面糊就自然地形成饼状了。（也可用电饼铛做）

4. 小火将面糊煎至一面定型后翻面，将另一面煎至定型即可。

需要注意的是，凡事都有个度，辛味食物虽然能刺激食欲、提升脾阳，但也不宜多吃，以免耗散正气，导致脾胃积热。

⊙ 心平气和，肝平则脾胃安宁

肝的疏泄功能有助于脾胃气机的升降，以维持人体正常的消化、吸收功能。如果肝失疏泄，肝气就会像一匹脱了缰的野马，到处乱窜；冲撞了脾，就会影响到脾的运化、升清功能，使人感到腹胀；横逆犯胃，就会出现打嗝、泛酸、吃不下东西的情况，严重时甚至还会吐血。所以，要想养好脾胃，需要先平肝气。

从中医五行的角度来看，肝属木。树木是向外伸展的，喜欢条达，不喜欢抑郁。人如果生气，或者是心情低落，都会影响到肝木的疏泄，所以要平肝，就要心平气和。当感觉心情抑郁或恼怒时，需要及时调节，让自己的心情平静下来。调节情绪的方法很多，可以找适合自己的。

1.不要反复执着于让自己不开心的事情，可以先将其暂时放下，做自己喜欢的事情，听听音乐、看看书等，都有助于心情的平复。

2.适当发泄，如跟亲朋好友倾诉，或者找个没人的地方尽情地发泄。但要注意宣泄也要有度，特别是不能与他人争吵，争吵只会让自己心情更加不好，还会给他人带来困扰。

3.培养自我控制情绪的意识，如经常提醒自己，主动调整情绪，自觉注意自己的言行，久而久之就会潜移默化，形成一个健康而成熟的情绪习惯。

4.学会自我放松，如当心情不好时，可通过深呼吸、冥想、自我按摩等方法让自己进入放松状态，给自己一个笑脸，想象自己经历过的愉快事情，从而让自己变得心平气和。

5.做一个豁达、心胸宽广的人，告诉自己"生活不可能一帆风顺，对待凡事都要有一个乐观的心态"，要积极地面对生活中的挑战。

冬病夏治，脾胃虚寒的人要抓住时机

夏季是很多瓜果蔬菜上市的季节，正是通过饮食调养脾胃的好时机。但是，有些人夏天脾胃虚弱的情况反而比其他季节严重，这跟不良的生活、饮食习惯有很大的关系。

⊙ 夏季最伤脾胃的 6 个细节

一、不吃主食

夏天气温高，出汗多，很多人胃口不好，不爱吃主食。《黄帝内经》在讲到饮食养生时，将"五谷为养"放在第一位，谷类是非常重要的营养来源，不吃主食，脾胃会越来越虚弱。

二、饥饱无度

脾胃喜欢规律的生活，如果经常饥一顿饱一顿、边走边吃或者一边吃饭一边看手机，时间长了必然会影响到脾胃的消化吸收功能，导致便秘、腹胀等不适，严重的甚至患上慢性胃炎、胃溃疡等疾病。

三、大量喝凉茶

凉茶多含有性质寒凉的中草药成分，如菊花、金银花、荷叶、夏枯草等，夏天适当喝一些有助于解暑生津、清热止渴。但是，如果喝过量了，药物中的寒凉之性就会伤害脾胃，使其受纳运化功能降低。

本就脾胃虚寒的人，夏天时喝凉茶犹如雪上加霜，严重的还可能立即就出现腹痛、腹泻等问题。

另外，经期女性、孕妇、产妇、婴幼儿都不宜多喝凉茶。

四、"烧烤加啤酒"的刺激

夏天晚上路边的大排档通常是人满为患，很多人吃烧烤、喝啤酒，很是惬意。然而，烧烤的热，啤酒的冷，却是对娇嫩胃黏膜的极大刺激，而且烧烤食物辛热，还会耗伤胃阴，容易导致胃热炽盛而出现上火症状。

五、饮食贪凉

脾胃就像一口锅，把进入锅里的食物煮熟消化，人才变得有力量。脾胃要将食物煮熟消化，得有一个前提条件，就是锅要热。但是，夏天气温高，很多人贪凉，吃生冷食物，喝冰镇饮料，让脾胃总是冷冷的，这样的后果就是锅里的食物不能"腐熟"，而食物如果不熟，就不容易消化吸收，脾胃就必须超负荷劳动来解决，时间长了，就会被脾胃疾病缠上。

六、衣着贪凉

人体的肚脐部位有一个很重要的穴位，叫"神阙穴"；在人的腰背与神阙穴对称的地方，有"命门穴"，这两个穴位如果受到寒邪侵袭，不仅伤脾胃，还会伤肾、伤骨。而夏天不少女孩赶时髦，穿露脐装、露背装，还贪凉吹空调，使腹部、腰部受寒，这对脾胃和肾的健康都很不利。

俗话说："冰冻三尺非一日之寒。"脾胃虚寒的形成是一个"润物细无声"的过程，所以我们平时一定要防微杜渐，注意养护，才能拥有一个好的脾胃。

⊙ 适当喝黄芪粥，补气祛湿度盛夏

夏天气候有两个特点，一是暑热，二是降雨多、湿气重。邪气从来不是单打独斗，它们只要一碰面常会狼狈为奸，湿邪和热邪即是如此，它们总是联手侵袭我们的身体。脾属土，喜燥而恶湿，尤其容易被湿热所困，造成脾胃湿热。

另外，夏天阳气最盛，非常炎热，人出汗多，而气易随汗耗失，所以夏天人容易出现头晕、乏力等气虚症状。所以，夏天我们不仅要祛除湿热，还要注意适当扶助正气。

饮食是调养脾胃的最佳方式，夏天时要少吃生冷寒凉的食物，多吃玉米、南瓜、土豆、红薯、山药、小米、薏苡仁、冬瓜、红豆等补脾或祛湿的食物，还要适当吃"苦"，如苦瓜、苦菜、芹菜、杏仁等，因为苦味食物可以起到清热祛暑、消胀解乏的作用。

脾胃虚弱的人还可适当用黄芪、党参、西洋参、红枣、枸杞子等补气。黄芪性质温和，补气效果等同人参，民间有"常喝黄芪汤，防病保健康"的说法，夏天适当将黄芪与粳米煮粥，或在煮汤时放一点黄芪，甚至直接泡水饮用（微苦，可酌加冰糖），都有很好的益气健脾效果。

黄芪红枣粥

【材料】黄芪 15 克，红枣 10 枚，粳米 100 克。

【做法】1.黄芪加水煎取药汁。

2.粳米洗净，加黄芪水、红枣，并加适量清水，煮成粥即可。

⊙ 脾胃虚寒的人可敷贴神阙穴

《黄帝内经》里说"阳胜则热，阴胜则寒"，夏天是一年四季阳气最盛的时节，此时阳气掩盖住了虚寒之气，所以虚寒性疾病的症状并不明显；冬天时天气寒冷，耗损阳气，此时虚寒性疾病容易发作或加重。

中医强调"冬病夏治"，夏天虚寒性疾病病情较为稳定，这时若采取相应措施进行预防治疗，将有利于减少或减轻冬天时的病症。脾胃虚寒的人不妨趁着夏天病症不明显的时候，对脾胃进行调理。

冬病夏治的方法很多，最常用的就是穴位敷贴。神阙穴位于人体的肚脐部位，而肚脐部位的皮肤特别薄弱，药物容易渗透，脾胃虚寒的人可用肉桂、茴香、花椒等温性的药材（打成粉，加姜汁和匀）敷贴神阙穴，对祛除脾胃虚寒、扶助阳气，大有益处。

除了敷贴，艾灸神阙穴也有助于调理脾胃虚寒证。方法为：先将鲜姜切成0.2~0.3厘米的薄片，再用盐填平肚脐，将切好的姜片放在肚脐上，然后将一壮艾炷置于姜片上点燃。每次灸5~10壮即可。对脾胃虚寒引起的消化不良、腹痛、泄泻等症很有效果，还可提高免疫力，强壮身体。

民间养生有"三伏贴""三伏灸"的传统，实际上就是冬病夏治。上面的贴敷和艾灸可选择一样，最好是在每伏第一天进行。如果是贴敷，最好是上午11点以前贴，每次4~6小时即可；艾灸可以选在中午。当然，也没必要非得这一天，只要记得每10天贴1次或灸1次就行，虚寒严重的，可以每天或隔天艾灸1次。

如果皮肤比较敏感，贴敷后需观察皮肤反应，若灼热刺痛、发痒发热明显，应及时取下药物。

贴敷和艾灸后不要进空调房间，也要避免沾冷水。

⊙ 养好心神，使脾胃和谐

从中医五行角度来看，心属火，脾属土，心火生脾土，心是脾之母，要时刻照顾好脾这个"儿子"。如果心阳不振，脾就得不到足够的温煦，运化功能会降低，从而痰饮内停，发生心悸、气短、胸闷、憋气、腹痛、腹泻等问题。夏天对应的脏腑是心，所以夏天养脾胃的同时，更要注意养心。夏季养心，要注意以下几个方面：

一、让心静下来

心喜静，保护心阳，最重要的就是让心静下来。俗话说："心静自然凉。"夏天天气炎热，人容易心烦气躁，此时多听听悠扬的音乐，或者钓鱼、打太极拳等，都有助于调节精神，保持心情舒畅。

二、多喝粥

合理的营养可为心提供动力。不少人夏天胃口不佳，这时不妨喝一些粥。粥不仅能生津止渴、清凉解暑，还能补养身体。如果在粥里添加其他食物，还能起到很好的养生效果，如荷叶粥清热解暑、润肠通便，冬瓜粥健脾利湿、消肿排毒，百合粥润肺止咳、养心安神等。

三、晚睡早起

俗语说："热天睡好觉，胜吃西洋参。"睡眠好则心情好，有利于心神的宁静。夏天时要顺应自然界阳盛阴虚的变化，晚睡早起。中午时休息 15~30 分钟，可以平静心绪，补足精力，下午的工作也会更有效率。

秋燥季节，吃点酸味让肠胃很舒服

孙思邈在《千金食治》中说："秋七十二日，省辛增酸，以养肝气。"中医五行里，肺属金，肝属木，肺气太盛可伤肝。辛入肺，酸入肝，肺气通于秋，秋天时少吃辛味、多吃酸味，可防止肺气太盛，增强肝脏功能。

"省辛增酸"的饮食原则表面上是为了保护肝脏，其实它也与脾胃息息相关。辛辣食物可消耗人体大量的体液，包括胃的津液，再加上秋天气候干燥，空气湿度低，汗液蒸发快，所以容易出现胃热炽盛、肺燥的情况，使人口舌生疮、鼻腔和皮肤干燥、咽喉肿痛、咳嗽等，少吃辛辣食物则能有效避免上述情况的出现。

酸入肝，有助于增强肝脏功能，而肝的疏泄功能正常是脾胃升降得宜的前提条件。同时，一些酸味的水果和蔬菜中所含的鞣酸、有机酸、纤维素等物质，能起到刺激胃肠道消化液分泌、加速胃肠道蠕动的作用，还能健脾开胃、生津止渴。

常见的酸味食物有山楂、葡萄、苹果、石榴、杨梅、柚子、柠檬等。酸味饮品，如酸梅汤、柠檬水、苹果醋等，也可以适当饮用。经常腹胀、消化功能不好的人，每天清晨起床后喝一杯柠檬水，对促进胃肠蠕动、促进消化、预防便秘是很有帮助的。

山楂山药汤

【材料】新鲜山楂5~6个，山药100克，红枣5~6颗，枸杞子一小把，冰糖适量。

【做法】1.山药洗净，去皮，切块；山楂、红枣洗净去核；枸杞子洗净。

2.将红枣和山楂放入锅中，加适量清水，放入冰糖，大火煮沸后转小火煮15分钟左右，加入山药块煮，最后放入枸杞子煮5分钟左右即可。

这道汤酸甜可口，具有生津止渴、润肠、润肺等功效。其中山楂健脾开胃、促进消化，山药补益脾肾，红枣益气健脾，枸杞子补益肝肾，冰糖清润肺脏。秋季天气干燥，经常喝这道汤，可润肺、补脾、消食，三者兼顾。

不过要注意的是，食用酸味食物要适可而止。酸味食物吃得过多，可对胃肠造成刺激，而且酸入肝，肝气旺盛也会伤害脾胃。

⊙ "秋瓜坏肚"，秋食瓜果别放纵

在一些地方流行"啃秋"的习俗，也就是立秋日吃瓜，据说"啃秋"能啃掉秋痱子。初秋时暑热还未散尽，适当吃一些瓜果确实可祛暑、养阴、生津，对身体有益，但若不加节制，贪吃生冷瓜果，反而可能吃坏肠胃。

入秋后，人的胃肠道对寒凉食物的适应力下降，如果吃过多生冷的瓜果，尤其是冰镇后的瓜果，容易损伤脾胃，引起腹泻、腹痛等不适。

另外，瓜果属于寒凉食物，吃得太多会耗损身体内的阳气，致使脾阳受损，削弱脾胃的消化吸收功能。所以，秋天要少吃生冷的瓜果，尤其是手脚冰凉、经常大便稀、容易感冒、一吃生冷食物就腹泻的人，以及脾胃功能不佳的老年人、儿童，更应忌吃生冷瓜果。

脾胃虚寒的人如果要吃水果，可以选择一些温性的水果，如橘子、桂圆等，也可以将寒性的瓜果用温水浸泡或煮熟后食用。

当然，如果是体质偏热、胃热炽盛的人，适当吃一些瓜果，养阴祛热的功效是很好的。初秋时，南方一些地方仍然十分炎热，而且天气相对干燥，可适当吃一些瓜果，以起到祛暑、预防秋燥的作用。

⊙ "贴秋膘"要"贴"得合理

夏天天气炎热，人没有什么胃口，饮食清淡、简单，两三个月下来，体重会减少一点儿。立秋之后，暑热减退，胃口慢慢好起来，就想多吃点儿好的，补偿夏天的损失，做好过冬的准备，这就是俗称的"贴秋膘"。

"贴秋膘"在一定程度上可起到承前启后的作用，承前指补充了夏天人体营养的缺失，启后指的是储备能量以做好抵御寒冬的准备。但是，"贴秋膘"并不是盲目地吃肉，也不是每个人都适合，要注意以下几点：

一、营养均衡是重点

过去，物质匮乏，人们吃不饱、食肉少，所以秋后趁食物丰盛时多吃肉。如今，生活水平提高了，那就要讲究营养均衡，合理补充。除了适当吃一些肉类食物外，还要多吃奶制品、豆类及新鲜的蔬菜、水果，全面摄入各种营养素，保持身体内环境的酸碱平衡，并且要控制脂肪、盐、糖分的摄入量。

二、给胃肠一个调整期

刚入秋时，不要着急进补。因为夏日酷热，吃多了凉菜、瓜果、冷饮，脾胃功能下降，如果一入秋就大量吃肉，会给胃肠带来负担，使人出现厌食、腹泻等不适。所以，入秋后要给胃肠一个调整期，先补充一些有营养、易消化的蛋类、鱼类食物，再逐渐吃鸡肉、猪肉、牛肉、羊肉等肉类。

一般来说，立秋后还在伏天里，人体湿气仍较重，脾胃消化功能还比较弱，进补还有些早；建议逐渐调整，到秋分后再适当进补。

三、"贴秋膘"因人而异

身体消瘦之人，秋天适当增加营养对身体有益，肥胖和超重的人则不宜"贴秋膘"，过量进补会让人变得更胖，严重的还可引发高血压、高脂血症、痛风等疾病。

脾胃功能不好、消化能力弱的老年人和儿童，他们胃中常有积滞宿食，可以吃点山楂、白萝卜等消食、健脾、和胃的食物。肠胃调好了再进补方能消化得了。

另外，平时嗜食辛辣、油腻的人容易胃肠积热，这类人如果要进补，需要先清除胃火，可适当多吃苦瓜、黄瓜、冬瓜、苦菜等食物。

⊙ 多喝粥，滋阴健脾

俗话说："饭前一碗汤，胜过良药方。""两粥一饭，长寿不难。"

秋天主燥，人容易出现皮肤干燥、口舌生疮、眼睛干涩、大便干结等"秋燥"现象，适当喝汤或粥，可补充水分，起到养阴润燥的作用，而且在汤粥中添加一些食材，可以起到很好的滋补效果。

早晨是脾胃二经当令的时段，早餐喝粥，具有健脾养胃、滋润肠道等作用；白天忙碌一天，晚饭喝一碗粥或汤，具有开胃、润喉、润肠等作用。

南瓜小米粥

【材料】南瓜 150 克，小米 30 克，糯米 30 克。

【做法】1.南瓜洗净，去皮，切小丁。

2.小米、糯米淘洗干净，与南瓜一起放入锅中，倒入适量清水，大火煮沸后转小火炖至粥成。

山药薏苡仁排骨汤

【材料】排骨 500 克，山药 200 克，薏苡仁 100 克，盐、葱、姜、料酒各适量。

【做法】1.薏苡仁洗净，用清水浸泡 2~3 个小时；山药洗净，切块；排骨洗净，剁成块，冷水下锅，煮尽血水后捞出冲净。

2.将薏苡仁、排骨、葱、姜放入锅中，倒入适量清水、料酒，大火煮沸后转小火炖 1.5 个小时，放入山药块，炖至山药熟软，加盐调味即可。

冬季进补要有度，莫给脾胃加负担

中医认为，寒为阴邪，易伤阳气。阳气是我们身体里的"太阳"，是脾、肾等脏腑器官的能量来源。阳气不足，脾、肾等脏腑器官动力不足，就很难正常运转。冬天气温低，寒邪重，养护身体的重点是防寒保暖，护住身体阳气。

⊙ 防寒保暖，护住脾阳

保护脾阳需要做好以下几点：

一、正确穿衣御寒

天冷了，并非穿得越厚就越保暖，而是要正确选择衣服。羽绒服、羊呢或皮革质地的衣服保暖性好，是冬季外出服装的首选；贴身衣服最好选择柔软、吸湿、透气的纯棉质地，保温且能保持身体干燥。

体质虚寒的人应多穿一件背心，加强背部保暖，因为背为阳，背部保暖不好，风寒容易从背部侵入人体，损伤阳气。

二、注意头部保暖

头为诸阳之会，人体内的阳气最容易从头部散失掉。冬天外出不戴帽子，就相当于热水瓶不盖塞子一样，容易使阳气流失而感受寒邪，引发感冒、头痛等不适。所以，在严寒地区，冬天外出时一定要戴帽子，特别是风大的时候，最好是选择保暖性较好的毛线、呢料等质地的帽子。

三、多走动暖双脚

俗话说："寒从脚下起。"双脚是人体负担最重的部位，也是离心脏最远的部位，很容易气血不足。脚部一旦受凉，可通过经络、气血循环等，使寒气流窜至身体其他部位，引发感冒、关节痛、痛经等疾病。所以，冬天时尤其要注意脚部保暖。

平时多走动可促进双脚气血循环，使双脚暖起来。另外，冬天总是觉得双脚冰冷的人，睡前用热水泡脚后，用手掌按摩脚心5~10分钟，可起到暖身驱寒、健脾养肾等多种保健作用。

※ 特别提示 ※

很多人冬天外出时都习惯戴上口罩，戴口罩能抵御寒气进入胃部，但也不能一直戴着，长时间戴口罩反而会降低人体的御寒能力。因为鼻黏膜有丰富的毛细血管，鼻子吸进的冷空气经过这些弯弯曲曲的"管道"，进入肺部时已经接近体温，这是人体自带的耐寒功能，而戴口罩使这种功能得不到锻炼，时间久了会使这一功能降低，使人耐寒能力下降，更容易感冒。

四、温热食物让身体暖融融

身体冷时喝上一碗热气腾腾的粥或汤，不一会儿身体就觉得暖融融的，甚至有些出汗，这就是温热食物暖身的效果。所以，冬天的饮食一定要温热。羊肉、牛肉、鸡肉、桂圆、红枣、栗子等食物有益气健脾、暖身驱寒等功效，冬天可适当多吃。

山药羊肉汤

【材料】羊肉500克，山药1根，胡萝卜1根，葱、姜、料酒、盐、胡椒粉各适量。

【做法】1.羊肉洗净，切块；胡萝卜洗净，切滚刀块；山药洗净，去皮，切块；葱洗净，切段；姜洗净，切片。

2.羊肉冷水下锅，煮尽血水，捞起冲净。

3.另起砂锅，放入羊肉、葱段、姜片，倒入料酒，注入适量清水，大火煮沸后转小火炖1.5个小时，下山药、胡萝卜，加盐，继续煲20分钟，最后撒上少许胡椒粉即可。

羊肉性温，具有温补脾肾、暖身驱寒的功效，而且味道鲜美，营养丰富，搭配平补脾胃的山药和胡萝卜，可谓是冬天暖身、健脾的不二选择。

⊙ 进补有度，不给脾胃增加负担

俗话说："冬天进补，春天打虎。"冬天人们需要补充更多的能量来抵抗寒冷，尤其是身体虚寒的人，冬天应适当进补，储备营养，来年才会精力好、力气壮、少生病。但是，进补也是有讲究的，过度进补只会给脾胃增加负担，并不能带来好的效果。冬天进补应做到以下3点：

一、进补要节制

补益类食物，很多都比较滋腻，难消化，而且多数都是温热性质的。如果过度进补，容易加重脾胃负担，影响脾胃运化功能的发挥，虽然吃进去了，但不能被身体消化吸收，无法转化为身体所需的营养物质，不仅浪费，还可能使进补的食物成为火、湿热、痰等有害物质，诱发发热、腹胀、胃痛、胃溃疡、口腔溃疡等疾病。所以，冬天进补一定要有节制。

二、根据体质进补

进补也要讲究体质，如果不对体质，会加重身体不适。例如，体质湿热的人可多吃红豆、薏苡仁、冬瓜、萝卜，以健脾、清热、利湿，若多吃糯米、羊肉、牛肉等温补食物，容易加重湿热症状；痰湿体质的人要多吃莲子、芡实、扁豆、红枣、陈皮等理气化痰、健脾除湿之品，而辛辣食物、温热性质的食物都可助热生痰，加重痰湿症状；气虚体质的人可选择党参、黄芪、山药、茯苓、红枣等益气健脾之品，如多吃白萝卜、黄瓜等凉性食物以及冷食，可耗气，加重气虚症状；等等。

三、疾病痊愈后再进补

冬天适当进补，可增强营养，提高身体抵抗力。但如果是体质虚弱，冬天容易感冒的人，则不可急切进补。人感冒的时候，脾胃运化功能本身就弱，若急于进补，会加重脾胃负担，使胃肠有积滞宿食，时间久了容易化成"火"，不仅感冒不容易好，还会引发口疮、便秘等不适。

冬天感冒的人如果要进补，要等感冒痊愈、脾胃功能完全恢复后，再适当进补。其实，不仅容易感冒的人要等疾病痊愈后再进补，其他疾病也是如此，只有脾胃功能恢复了，进补的食物才能很好地被消化吸收，转化成身体需要的营养。

⊙ 黑豆是补肾健脾的佳品

自然界经过春生、夏长、秋收，最后进入冬藏的阶段。冬藏，指的是冬天时树木枯萎了，动物也冬眠了，其实是把生机都潜藏了起来，以减少能量的消耗，保存住生命物质。

《黄帝内经》认为，人体的阳气和自然界的阳气运动趋势是保持一致的，冬天时内敛、下降，潜藏于肾，所以冬季是养肾的好时机。在冬天时适当食用补肾的食物，对人体大有裨益。但是，脾胃是气血生化之物，其运化功能是否正常决定了进补是否有效，所以冬天在补肾的同时，也要注意补脾胃。

民以食为天，冬天养护脾肾更离不开吃。黑豆素有"豆中之王"的美称，古人认为："每晨吞黑豆十四枚，谓之五脏谷，到老不衰。"黑色入肾，黑豆自古就是养肾的佳品。不仅如此，黑豆味甘，还入脾、胃经，经常吃黑豆可以健脾利湿。在古代，就常用黑豆煨红枣，用于调理脾虚水肿。方法如下：

黑豆、红枣适量。红枣洗净，浸泡15分钟左右；黑豆洗净，放入砂锅中，加适量水，小火煎煮30分钟，加入红枣煮至黑豆熟烂。每天1剂，早、晚服用，具有健脾益胃、利水消肿、益肾活血等功效。

黑豆还可以用来煮粥、炖汤，下面推荐一道既养肾又健脾，而且非常适合冬天食用的黑豆乌鸡汤。

黑豆乌鸡汤

【材料】黑豆150克，乌鸡1只，红枣5枚，姜、盐、料酒各适量。

【做法】1.将乌鸡处理干净，剁成块；黑豆放入铁锅中干炒至豆衣裂开，再用清水洗净，晾干备用。

2.红枣洗净，去核；生姜洗净，切片。

3.将黑豆、乌鸡、红枣、姜片一起放入砂锅中，注入适量清水，大火煮沸后转小火炖2个小时，加盐调味即可。

乌鸡健脾补中，黑豆滋补脾肾、活血补血，红枣益气健脾。乌鸡、黑豆、红枣一起炖汤，具有很好的滋补效果，非常适合脾气虚弱所致手脚冰凉、脸色苍白的女性食用，也是不错的补血养颜佳品。

⊙ 早睡晚起，让脾胃休息好

《黄帝内经·素问·四气调神大论》中说："冬三月……早卧晚起，必待日光……"意思是，冬天要早睡晚起，等到日光出现再起床。冬天有"藏"的特点，大自然中的动植物多处于"冬眠"的状态以养精蓄锐，为来年生长做准备。人体也应顺应自然界的特点而适当减少活动，早睡晚起，以利于阳气的潜藏和阴精的积蓄。

那么，冬天要多早睡、多晚起呢？《黄帝内经》也给出了答案：天睡人也睡，天醒人也醒。也就是说，在条件允许的情况下，晚上9点钟上床入睡，早晨太阳出来（7~8点）再起床。

虽然理论上说冬天要早睡晚起，但对于都市上班族来说，这是一件奢侈的事情。如果条件不允许早睡，那么要尽量在11点之前入睡，避免熬夜。长期熬夜晚睡，可使人的神经系统过度紧张，从而导致神经衰弱、消化系统溃疡等一系列疾病。

⊙ 冬天要防胃病，做好3点

冬天"阳消阴长"，寒邪重，如果不注意腹部保暖，不慎受凉，会使寒邪内克于胃肠，不仅损耗阳气，还容易导致胃气不和，使人出现胃肠不适、腹胀、腹痛、恶心呕吐、腹泻等症状。由此可见，冬天是胃肠疾病高发的季节，此时要注意胃肠的养护。

一、做好胃部保暖

胃喜暖怕冷，喜润恶燥。冬天天气寒冷，胃部受凉后会使胃的功能降低，所以冬天要做好胃部的保暖工作。胃寒、患有胃病的人，平时可多穿一件贴身的衣服，让胃部更加暖和；晚上用热水袋或温热贴敷贴肚脐，能达到温胃散寒的效果；晚上睡觉时要盖好被子，以防腹部着凉。

二、饮食温软忌寒凉

胃寒的人冬天要远离生冷、过硬、辛辣、黏滞的食物，切忌暴饮暴食。平时的饮食，应温热、清淡、细软、新鲜，容易消化，而且要三餐定时定量，少吃多餐。另外，胃寒的人适当吃羊肉、牛肉、生姜、胡椒等温性食物，能起到祛寒、温胃的效果。

三、戒烟酒

烟草能使胃酸分泌增加，酒精可直接破坏胃黏膜。所以患有胃病的人要少吸烟喝酒，最好能戒掉。

给脾胃喜欢的食物，
它们就会让你舒服

"民以食为天"，吃是我们日常生活中的头等大事，脾胃每天不停运作，负责受纳、腐熟吃进身体的食物，并将食物中的精微转化成气血，以濡养、滋润全身。所以，饮食入口，首先受影响的就是脾胃，要想脾胃健运，最好的办法就是吃脾胃"喜欢"的食物。

五色入五脏，脾胃最喜欢黄色食物

以五色命脏⋯⋯黄为脾⋯⋯

——《黄帝内经·灵枢·五色》

菜肴上桌，最先看的就是卖相，也就是色，"色"佳的菜肴总是让人食欲大开，不仅如此，食物色彩缤纷的背后，还隐藏着健康的秘密。

《黄帝内经》认为"五色入五脏"，不同的食物对应不同的脏腑，其中黄色食物对应土，而脾属土，所以"黄入脾"，多吃黄色食物能增强脾气，促进和调节新陈代谢。

黄色食物养脾，主要是黄色食物吃进人体后，其营养物质所产生的作用主要集中在脾胃。如玉米、南瓜、小米、红薯、土豆等富含膳食纤维，适量多吃有益于胃肠蠕动；木瓜含有木瓜酵素，能有效消化蛋白质，增强人体对食物的消化和吸收功能；蜂蜜可以润肠通便、补脾缓急；香蕉、橘子、芒果等水果含有丰富的维生素，维生素有保护胃黏膜的作用。

研究还发现，大多数黄色食物具有抗氧化功能，常吃有助于延缓皮肤衰老。所以，常吃黄色食物，不仅能健脾胃，改善消化功能，还能美容护肤。

甘味食物给你好"脾气"

五味所入……甘入脾……

—— 《黄帝内经·素问·宣明五气》

吃是我们每天必做的事情。超市、菜市场里的食物琳琅满目，总是让人不知道怎么选择。不论食物的种类和花样如何多，总是逃不过酸、甘、苦、辛、咸这五味。《黄帝内经》认为五味入五脏，每一种味道都对应着一个脏腑器官，并与人体健康息息相关。其中，"甘入脾"，甘味食物对脾脏具有滋养作用。

⊙ 脾气虚的人要适当吃甘味食物

《黄帝内经》里反复强调"甘入脾"，那么，何为甘味食物呢？甘味食物不仅指食物的口感甘甜，还包括淡味食物，更主要的是这种食物具备补益脾胃的作用。例如糯米、小米、黑米、高粱、燕麦等谷类，扁豆、南瓜、红枣、栗子、土豆、山药、红薯、芋头、苹果、香蕉等蔬果，以及羊肉、牛肉、鸡肉、猪肉（味甘咸）等肉类，这些食物具有补益脾胃的作用，脾气虚、胃肠功能不好的人平时多吃，可健脾益胃、促进消化。

⊙ 春天吃甘最益脾胃

饮食调养，还要看吃的时机对不对。用甘味食物健脾养胃，春天最合适。前面第四章我们讲到春天要"省酸增甘"，春天是阳气升发的季节，适当吃甘味食物可平肝火、养脾气。红枣、山药、莲藕、莲子、百合、芋头、萝卜、荸荠、甘蔗、豌豆苗、茼蒿、荠菜、春笋、韭菜、香椿等，都是春天健脾养胃的理想选择。

南瓜银耳汤

【材料】南瓜60克，银耳3克，红枣5枚，冰糖、枸杞子各适量。

【做法】1.银耳洗净，泡发，去掉根部，撕成小块；红枣泡软，洗净，去核；南瓜洗净，去皮，切小块。

2.将银耳放入砂锅中，注入适量清水，将银耳煮出胶，再加入南瓜、红枣、冰糖煮至南瓜熟软，加枸杞子略煮即可。

【功效】南瓜、红枣益气健脾，银耳补益脾肺，枸杞子滋补肝肾，一起炖汤食用，清香滑嫩，适合脾气虚弱所致面色苍白、消化不良者。

韭菜炒春笋

【材料】韭菜1把，春笋300克，盐、水淀粉、生抽各适量。

【做法】1.春笋去头，洗净，改刀切条；韭菜摘净，切段。

2.锅置火上，加水烧开，下入春笋焯2分钟，捞出清洗，滤干水分。

3.锅加油烧热，下入春笋、生抽翻炒片刻，加韭菜段、盐翻炒至韭菜变软，淋水淀粉勾芡即可。

【功效】韭菜、春笋都含有丰富的膳食纤维，具有促进胃肠蠕动、帮助消化、预防便秘等功效，又都是应季鲜蔬，适当食用，有益脾胃。

⊙ 甘味食物也得要吃对

虽然"甘入脾"，但甘味食物很多，性质也不同，在食用时要根据体质来选择适合自己的。例如，脾胃虚寒的人，要适当吃甘温的食物温胃祛寒，而脾胃湿热的人，则宜选甘凉的食物清热除湿。

常见甘味食物分类表

食物种类	代表食物
甘平食物	粳米、玉米、黄豆、南瓜、山药、胡萝卜、大白菜、豇豆、土豆、芋头、香菇、猪肉、鸡肉、鲤鱼、花生、蜂蜜等
甘温食物	糯米、燕麦、牛肉、羊肉、乌鸡、牛奶、鳝鱼、鲢鱼、带鱼、桃、核桃、樱桃、红糖、桂圆、荔枝等
甘凉食物	小麦、大麦、荞麦、薏苡仁、绿豆、鸭肉、兔肉、苹果、茄子、黄花菜、豆腐、莲藕、丝瓜、黄瓜、冬瓜、金针菇等
甘寒食物	乌鱼、香蕉、桑葚、西瓜、荸荠、空心菜等

此外，凡事都讲究适度，适当吃甘味食物可养脾，但若过量食用则会伤脾，最容易出现的问题就是"脾瘅"。"瘅"有"热"的意思，脾瘅即脾热，也就是说甘味食物吃太多，容易壅滞脾气，使脾气日久郁而化热。脾热最明显的症状为多食、多饮、多尿、体重减轻，也就是我们现在常说的糖尿病症状，中医里称为"消渴"。

小米最适合胃不好又失眠的人

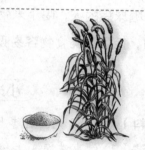

小米色黄入脾，可健脾
养胃，适用于气血不足、
脾胃虚弱、容易腹泻者

　　小米是养胃佳品，《本草纲目》中记载，小米"治反胃热痢，煮粥食，益丹田，补虚损，开肠胃"。体弱多病、气血不足、脾胃虚弱、容易腹泻的人经常喝小米粥，可补益身体、健脾养胃。

　　要想充分发挥小米的养胃作用，可在熬粥之前，用干净的铁锅把小米炒到颜色稍微变深，这样能增加小米的温性，然后再像平时一样加水熬粥，这样熬出的小米粥温补脾胃的效果很好，非常适合脾胃虚寒、一吃凉的食物就腹泻、大便总是不成形的人。另外，小米熬粥时，上面浮的一层细腻的黏稠物，中医称为"粥油"，它的营养极高，而且滋补脾胃的作用也很强，经常给脾胃虚弱、消化功能不好的婴幼儿喂食，可强健脾胃，也能开胃、促进消化。

　　用小米滋补身体也有讲究。虽然小米未经精制，保存了许多维生素和矿物质，但它营养成分并不全，譬如，它缺乏赖氨酸，如果我们长期以小米为单一主食，容易造成赖氨酸缺乏。所以，在吃小米时，还要与其他五谷杂粮搭配，以保证营养均衡。

熬小米粥，让小米与不同的食物搭配，所起到的效果也不一样。如：小米与山药熬粥，可强健脾胃，适合脾胃虚弱、消化功能差、经常便秘的人；小米搭配莲子、红枣熬粥，可益气健脾、温中止泻，适合夏季经常腹泻的人；小米搭配糯米、猪肚一起熬粥，有很好的温胃作用，适合患有慢性胃炎的人。

患有糖尿病的人，喝小米粥一定要注意适量，因为小米粥含有一定的淀粉，而且粥类食物容易吸收，可导致餐后血糖波动。

小米双红粥

【材料】小米 50 克，红枣 5 枚，花生碎、红糖各少许。

【做法】1. 红枣洗净，去核，切碎备用。

2. 小米洗净，浸泡 30 分钟，下锅大火煮沸，再转小火慢慢熬煮。

3. 待小米熟软后放入红枣碎，搅拌均匀后继续熬煮至红枣肉软烂，放红糖、花生碎拌匀即可。

【功效】红糖搭配小米煮粥，具有健脾、补血、养阴等功效，加入红枣、花生，益气补血的效果更强，适合夏天脾胃虚寒者及产后体虚的女性。

小米花生红豆粥

【材料】小米、花生各 50 克，红豆 30 克，冰糖适量。

【做法】1. 将小米、花生、红豆浸泡 4 个小时，然后淘洗干净。

2. 锅中注入适量清水，加入花生、红豆煮沸后，改用小火煮 30 分钟，再放入小米煮至米烂，花生、红豆酥软，最后加入冰糖调味即可。

【功效】小米、花生健脾养胃、滋补气血，红豆健脾利水，三者煮粥，适合夏天湿困脾胃引起的食欲缺乏、四肢无力者食用。

胃寒腹泻的人，可适当多吃糯米

糯米益气健脾、生津止汗，适用于脾虚胃寒，夏季经常腹泻的人

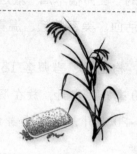

糯米在北方被称为"江米"，日常生活中八宝粥、元宵、粽子、年糕等这些深受老百姓喜爱的食物中都少不了它。

中医认为，糯米性味甘温，入脾、肾、肺经，具有益气健脾、生津止汗等作用。对于中气脾虚、胃寒的人，以及夏季经常腹泻的人来说，糯米是不错的滋补品。正如《本草经疏论》中所载："（糯米）补脾胃、益肺气之谷。脾胃得利，则中自温，力便亦坚实；温能养气，气顺则身自多热，脾肺虚寒者宜之。"

糯米的吃法有很多，如煮成粥、饭，酿成糯米酒等。在古代，糯米还是养病疗疾的常用药，治疗脾虚、虚劳、寒性腹泻等都常用到糯米。

脾虚自汗

糯米、小麦麸适量，一同炒焦，研为细末。每次取 10 克左右，用米汤送服。

寒性腹痛

糯米适量，炒热，放入布袋中，敷在患处。同时，取小茴香 10 克左右，研磨，温酒送服。

用糯米酿酒或泡酒，饮用得当，也能起到滋补健身、治病的功效。例如著名的"杜仲糯米酒"就是用糯米、杜仲、当归等共同泡制而成，具有舒筋活血、美容养颜、温胃祛寒等功效。其制作方法如下：

杜仲、枸杞子、当归各 15 克，糯米 20 克，白糖 50 克，加入白酒 500 毫升，密封，放在阴凉处存 1 个月即可。每天 2 次，每次取 15~20 毫升，适用于身体虚弱、气短乏力、面容憔悴、胃寒腹痛者。

以上是用糯米泡酒，糯米蒸熟后酿成米酒，也有很好的温胃散寒补气作用。如果觉得自制糯米酒麻烦，也可以购买现成的醪糟，用来煮鸡蛋，加入一些红糖，温补脾胃、滋补气血的效果也不错。

很多人都知道糯米不容易消化，要少吃，我们这里却说糯米有温补脾胃的作用，这看起来似乎矛盾，其实并不矛盾。糯米只要煮烂，适量食用是有益于脾胃的，但是冷的糯米饭、未煮软的糯米则不容易消化，要尽量避免食用。消化功能不好的人，如老年人、儿童，可以食用圆粒糯米，因为圆粒糯米比长粒糯米好消化，当然也不能一次吃太多。

红小豆糯米桂圆粥

【材料】糯米、红小豆各 50 克，桂圆肉 20 克，冰糖适量。

【做法】1. 糯米、红小豆淘洗干净，浸泡 4 个小时。

2. 锅中加水，下糯米、红小豆，大火煮沸后转小火熬至糯米、红豆软烂，加桂圆肉、冰糖继续熬煮 20 分钟即可。

【功效】糯米温补脾胃，桂圆滋补气血，红小豆健脾利湿，一起煮粥，补而不燥，很适合脾胃虚寒的人食用。

大麦泡茶，消化不好的人可常喝

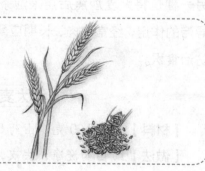

大麦能益气、宽中、化食，还是很好的瘦身食物

很多人都知道调补脾胃的重要性，但却不知道如何调补。其实，生活中许多常见的食物就有保健脾胃的作用，大麦就是这样的食物。

大麦具有益气、宽中、化食、回乳的功效，《唐本草》中记载："大麦面平胃，止渴，消食，疗胀。"用大麦治疗脾胃疾病，中医古籍多有记载。

烦闷胀满

大麦 30 克，微炒研末。每次取 6 克，温水送服。

小便赤黄

大麦 100 克，煎汤，加入生姜汁、蜂蜜适量，搅匀，饭前服用。

水肿

大麦 30~60 克，加水煮成粥。佐餐食用。

日常生活中，大麦的吃法主要有 3 种：一是磨成粉，即大麦面，然后制成饼、馒头等面食；二是将大麦磨成粗粒，用来煮粥或搭配粳米煮成米饭；三是将大麦制成麦片，用来煮粥或加入糯米粉做成麦片糕等。

大麦还有一种独特的用法，就是用来泡茶，即大麦茶。大麦茶的喝法有两种：一种是用大麦加水煎汤后代茶饮用，具有除热止咳、利水消肿的作用，夏天如果烦热口渴，可用大麦煮水后晾凉再饮用；另一种是将大麦炒焦后用来泡茶，这种大麦茶性质偏温，具有消食导滞的作用，经常吃肉、长期应酬的人，适当喝大麦茶，可促进消化，防治食积。

大麦山药粥

【材料】大麦 100 克，山药 50 克，红枣 6 枚，枸杞子适量。

【做法】1. 山药洗净，去皮，切丁；红枣洗净，去核。

2. 将大麦洗净，放入锅中，注入适量清水，大火煮沸后转小火熬煮至大麦开花，加入红枣、山药继续煮 20 分钟，最后加枸杞子煮 5 分钟即可。

【功效】大麦、山药、红枣都具有健脾益胃的功效，搭配煮粥，适合过量食用肉类而导致消化不良者，也是非常理想的瘦身食谱。

夏季常吃薏苡仁，让你不再身重困倦

薏苡仁能健脾利湿，最适合夏季湿热重、胃口不好、身重疲倦者食用

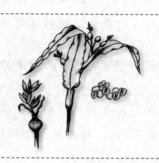

夏天天气热，人们贪图冷气，喝冷饮，吃凉菜，一杯冰镇啤酒下肚，从里到外、从头到脚都透着凉快劲儿。殊不知，一时贪凉，却也将湿邪导入了体内。

脾有一个特点，就是喜燥恶湿，如果身体湿气重，就容易损伤脾脏，而脾阳的虚弱又会进一步助长湿邪的侵入。所以，夏天要注意健脾利湿，而薏苡仁则是夏天除湿的理想选择。

薏苡仁又名薏米，性凉，味甘、淡，入脾、肺、肾经，《神农本草经》认为它可以治湿痹、利肠胃、消水肿、健脾益胃，久服轻身益气。

每年七八月份长夏时节，湿气当令，再加上天气炎热，人们贪凉，湿常与热勾结而困阻脾胃，使人出现身体疲倦沉重、口干口苦、尿少而黄、腹胀等现象。女性脾胃湿热，还可出现粉刺、色斑、痤疮、皮肤粗糙等症。这时，可用薏苡仁泡茶，或者搭配冬瓜、红豆等健脾利湿的食物煮粥，有助于清除脾胃湿热，改善上述症状。

《本草纲目》中就记载过一道"薏苡仁粥"：

将薏苡仁研为粗末，与粳米等分，加水煮成稀粥，每天1~2次，连服数天，可用于脾虚水肿，或风湿痹痛、四肢拘挛等。

《医学衷中参西录》中则有一道"珠玉二宝粥"：

薏苡仁、山药各60克，捣碎，加水煮熟，再将柿霜饼25克，切碎，调入溶化服食。此粥可用于脾肺阴虚之食欲缺乏、虚热劳嗽。

还有一道著名的"八宝清补凉"，则是夏天清除脾胃虚热的佳品。

薏苡仁、淮山药、莲子、红枣各40克，百合、沙参、芡实、玉竹各20克，共煮汤，加糖调味服食。

此汤可健脾止泻、滋阴润肺、除烦安神，用于脾胃湿热、慢性腹泻、体虚多汗、失眠多梦、男子遗精、女子白带异常等。

需要注意的是，薏苡仁性质偏凉，所以孕早期女性、产妇，以及脾胃虚寒、经常腹泻的人不宜多吃。

冬瓜薏苡仁排骨汤

【材料】排骨250克，薏苡仁50克，冬瓜100克，姜、料酒、盐各适量。

【做法】1.排骨洗净，切块，冷水下锅，煮尽血水后捞出冲净。

2.薏苡仁洗净，用清水浸泡4个小时；冬瓜洗净切块；姜洗净切片。

3.将冬瓜、排骨、姜片放入砂锅中，倒入薏苡仁及浸泡薏苡仁的水，加少许料酒，大火煮沸后转小火炖至排骨、薏苡仁熟烂，加盐调味即可。

【功效】夏天人出汗多，消耗大，又容易感受湿邪，这道汤既能补充营养，增强体质，又能祛除脾胃湿热，可谓一举两得。

牛肉补脾气，效果堪比黄芪

牛肉温中益气，最适合
气短乏力、便溏、水肿、
贫血、久病者食用

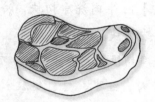

生活中，常看到有些人"能坐着绝不站着，能躺着绝不坐着"，整个人看起来没有精神，说话声音绵软无力，就像没了气的皮球一样，缺乏干劲儿。其实，这就是脾气虚的明显表现。补脾气，虽然听起来好像很专业，其实挺简单，最常见的牛肉就是很好的"补气药"。

牛肉富含蛋白质、铁、钾、硒等多种营养物质，具有补中益气、滋养脾胃、强筋健骨等多种功效。中医认为，"牛肉补气，功同黄芪。""牛肉味甘，专补脾土。脾胃者，后天气血之本，补此则无不补矣。"中气下陷、气短乏力、筋骨酸软、大便溏泄、脾虚水肿、贫血久病及面黄目眩者适量食用牛肉，可有效改善上述症状。

牛肉的做法很多，但是，不同的人吃牛肉的方法也有讲究。一般来说，大多数老年人脾气虚、消化功能不好，吃牛肉时，清炖最合适。将牛肉炖至熟软，既能将其营养成分最大限度地保存下来，又能避免给脾胃增加负担。脾胃虚寒的人，冬天用牛肉搭配红枣、山药、莲子等炖汤，有助于温补脾胃、益气补虚。对于身体健康、脾胃功能好的人来说，固然可以大块吃肉，但这样并不能很好地发挥牛肉的滋补作用，最好是选择嫩牛肉进行烹炒，或者是用来炖汤。

土豆炖牛肉

【材料】牛肉400克，土豆2个，红枣5枚，黄芪10克，葱、生姜、枸杞子、盐、料酒各适量。

【做法】1.牛肉洗净切块，冷水下锅，煮尽血水，捞出冲净；土豆洗净去皮切块。

2.葱洗净切段，姜洗净切片，枸杞子洗净泡软，红枣洗净去核。

3.将牛肉、红枣、葱、姜放入锅中，加入适量清水、料酒，大火煮沸后转小火炖1.5个小时，下入土豆、红枣、枸杞子、盐，继续炖至土豆熟透即可。

【功效】牛肉益气健脾，土豆健脾、润肠，红枣益气和中，黄芪补气。这道菜适合冬季天寒时食用，也适合气虚的人进补之用。

西红柿炒牛肉

【材料】牛肉250克，西红柿3个，番茄酱3大勺，醋、白糖、料酒、盐、姜汁、胡椒粉和淀粉各少许。

【做法】1.牛肉洗净，切薄片，用料酒、盐、姜汁、胡椒粉和淀粉腌制5分钟。

2.西红柿洗净，纵向切成块；番茄酱加少许醋、白糖调成番茄酱汁。

3.锅里放适量油，烧热，倒入牛肉片翻炒至变色，加调好的番茄酱汁快速炒匀，再下入西红柿炒软即可。

【功效】这道菜汇集酸、甜、咸三种味道，具有健脾开胃、益气补中的作用，适合脾胃虚弱之食欲缺乏、身体乏力、气短、精神不振者。

脾胃虚寒怕冷的人，可多吃羊肉

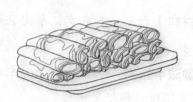

羊肉有暖中祛寒、温补气血、开胃健脾的功效，适合脾胃虚寒怕冷的人

　　胃喜温畏寒，而冬天天气寒冷，草木凋零，如果不注意保暖，寒气入侵身体，胃就会遭殃。胃受凉了，人就容易出现胃痛、食欲不振、消化不良等症状，还有可能累及其他脏腑器官，使人觉得手脚冰凉，引发感冒、关节疾病等。所以，冬天暖好胃十分重要。

　　暖胃，除了在衣着上下功夫外，食补当然是最重要的了。冬天温胃散寒，羊肉则是首选，民间甚至有"冬吃羊肉赛人参"的说法。我们知道，人参大补元气，但不是每个人都受得了的，尤其是身体比较虚弱的人，冬天羊肉肥美，用于进补，再合适不过了。

　　关于羊肉的温补作用，李时珍在《本草纲目》中就有记载，说羊肉能补中益气，开胃健力。中医认为，羊肉味甘而不腻，性温而不燥，具有补肾壮阳、暖中祛寒、温补气血、开胃健脾的功效。所以冬天吃羊肉，既能抵御风寒，又可滋补身体，对预防风寒感冒、咳嗽、虚寒哮喘、腹部冷痛、体虚怕冷、腰膝酸软、气血亏虚等有助益。

　　羊肉性温，偏燥，所以热性体质的人要少吃或尽量不吃。患有急性炎症、外感发热、热病初愈、皮肤疮疡、疖肿等，也要忌食羊肉。一般人吃的时候最好配些凉性、平性的蔬菜，白萝卜就是羊肉的"绝配"。白萝卜性凉，能中和羊肉的燥性，避免吃羊肉易上火的问题，而且还能促进消化，加快肠胃蠕动。

羊肉炖萝卜

【材料】白萝卜500克，羊肉250克，料酒、盐、葱、生姜、枸杞子各少许。

【做法】1.将羊肉、白萝卜分别洗净切块，余水后捞起备用；姜切片，葱切段，枸杞子泡软。

2.将羊肉、葱、生姜、枸杞子放入砂锅中，加料酒、适量水，大火煮沸后转小火炖至羊肉熟软，加入白萝卜炖熟，加盐调味即成。

【功效】健脾养胃，暖身驱寒，补肾强身，适用于脾胃虚寒、肾阳虚的人食用，也适用于冬季进补之用。

葱爆羊肉

【材料】羊肉片250克，葱2根，蒜、干辣椒、盐、孜然粉各适量。

【做法】1.葱洗净，切斜刀；蒜去皮拍碎；干辣椒切成小段。

2.锅加适量油烧热，放蒜粒和干辣椒煸香，倒入羊肉片快速翻炒。

3.待羊肉炒到将熟时倒入切好的大葱，放入适量的盐、孜然粉，继续翻炒至熟即可。

【功效】此菜具有温补作用，适合脾胃虚寒、冬天手脚冰凉的人食用。这道菜偏燥，所以上火、感冒的人不要吃。

身体瘦弱、消化不好的人要常吃猪肚

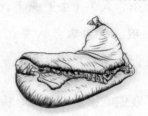

猪肚能温补脾胃，特别适合虚劳羸弱、消化不好的人食用

脾是后天之本、气血生化之源，如果脾胃出了问题，很容易引发人体其他疾病。中医有"以形补形"的说法，许多"以形补形"可能存在夸大或臆想的成分，但猪肚补脾胃确是有依据的。

猪肚，也就是猪的胃，中医认为它性微温，味甘。《本草经疏》中就有记载："猪肚，为补脾之要品。脾胃得补，则中气益，利自止矣……补益脾胃，则精血自生，虚劳自愈。"虚劳羸弱、泄泻、下痢、消渴、小便频数、小儿疳积等，都可以用猪肚作为辅助食疗之用。

虚寒腹痛

猪肚1个，莲子、红枣各50克，肉桂5克，小茴香15克，糯米100克。将猪肚洗净，去掉筋膜，切块，加莲子、红枣、肉桂、小茴香、糯米一起炖烂，加调料拌匀食用。或者将莲子、红枣、肉桂、小茴香、糯米拌匀，放入猪肚中，缝合，隔水蒸熟，加调料佐餐食用。

脾胃虚寒

猪肚1个，生姜100克。将猪肚洗净，塞入生姜（切碎），缝合好后放入砂锅中，加入适量清水、盐，用小火煮至猪肚熟烂，佐餐食用。

脾胃气虚、食欲缺乏

猪肚1个，人参（去芦头）、橘皮（汤浸，去白瓤，切）各2克，米饭1碗。将米饭与人参、橘皮拌匀，放入猪肚中，缝合，隔水蒸熟，加调料空腹食用。

一般，我们吃猪肚多是爆、烧、拌和炖汤。还有一种吃法很特别，营养保留和口感也好，就是将猪肚煮熟，然后切成长条，放在碗里，加点汤水（不能放盐），再隔水蒸片刻，使猪肚涨厚，又嫩又脆，然后料汁食用。

胡椒猪肚汤

【材料】猪肚1个，盐、姜、花椒、白胡椒、淀粉、料酒各适量。

【做法】1.猪肚先用清水冲洗一次，加料酒浸泡10分钟去异味，然后用盐搓一次，再用淀粉反复洗2~3次，最后用清水冲洗干净。

2.锅内加水、花椒煮沸，放入猪肚汆一下捞起。

3.白胡椒用小火炒香，碾碎；姜洗净，切片。

4.另起砂锅，下猪肚、姜片、白胡椒，倒入适量料酒，注入适量清水，大火煮沸后转小火炖2个小时。

5.将猪肚捞出，切条，放入汤中继续煮15分钟，加盐调味即可。

【功效】这道汤能温胃散寒，适用于脾胃虚寒、寒性腹痛之人。

莲藕，生吃清热解毒，熟吃健脾开胃

莲藕能清热解毒、滋阴养胃，适合脾胃虚弱、经常腹胀的人

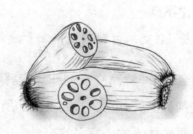

李时珍在《本草纲目》中写道："夫藕生于卑污，而洁白自若。质柔而穿坚，居下而有节。孔窍玲珑，丝纶内隐。生于嫩而发为茎、叶、花、实，又复生芽，以续生生之脉。四时可食，令人心欢，可谓灵根矣。"对莲藕的赞美之情溢于言表。莲藕的养生之妙不光医生懂得，就连老百姓也深知一二，民间就有"新采嫩藕胜太医"的说法。

在中医眼里，莲藕全身都是宝，莲的根、叶、花、果都可入药。而莲藕用作食疗，不同的吃法其发挥的作用也不同——生藕性凉，具有消瘀凉血、清除烦热、生津止渴等功效；熟藕性温，有养胃滋阴、益血、止泻等功效。经常食用辛辣厚味食物、胃肠积热、脾胃湿热的人宜生吃莲藕，而脾胃虚弱、消化功能差、经常腹胀的人宜熟吃莲藕。

莲藕还含有丰富的维生素、膳食纤维、矿物质等多种营养成分，可促进新陈代谢、增强胃肠功能、排毒养颜、防止皮肤粗糙，是女性美容养生的理想食物。

对于脾胃不适，如胃热、消化不良等，也可以用莲藕来调理。

暑热烦渴

鲜藕适量，捣烂绞汁，加蜂蜜拌匀后服用。

恶心呕吐

鲜藕90克，生姜10克，捣烂绞汁。每天1剂，分3次服用。

消化不良

藕粉12克，白糖适量，加开水调成糊状，佐餐食用。

秋令时节，鲜藕应市，此时的莲藕肉质鲜嫩、爽脆，最能养阴清热、清新安神、健脾开胃、养血益气。所以，秋天是吃莲藕的最佳季节，特别是胃热体燥的人宜多吃。

莲藕除了炒、拌、炖汤，也可以用来熬粥。对于老年人、儿童，食用藕粉养护脾胃是非常好的。每天早晨将藕粉加开水调成糊当早餐食用，既营养丰富，又容易消化，而且有养血、调中、开胃等作用。

市售的藕粉很多加了糖，我们也可以自制藕粉：将莲藕洗净，连皮切成薄片，隔水蒸5分钟，然后平铺在干净的纱布上晒干，最后放入研钵中捣成粉末即可。

养胃莲藕山楂糕

【材料】鲜莲藕500克，山楂糕150克，桂花酱25克，白糖适量。

【做法】1.鲜莲藕洗净，去皮，放入水中煮熟，捞出晾凉。

2.山楂糕压成泥，加桂花酱、白糖拌匀，灌入莲藕孔内，切片即成。

【功效】熟莲藕健脾益胃、促进消化，山楂有消食化滞的作用，搭配食用，能增强脾胃功能，促进胃肠蠕动。

白萝卜清积热、化积食，冬天更适合

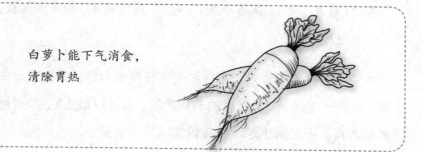

白萝卜能下气消食，
清除胃热

民谚语有"冬吃萝卜夏吃姜，不劳医生开药方"的说法，有人会疑惑，冬天天寒地冻，而白萝卜性质寒凉，此时吃白萝卜岂不是"雪上加霜"？其实不是这样的。

中医认为，冬季主藏，人体阳气的走向跟大自然同步而内藏于体内，所以冬天时人身体内部的阳气反而是最旺的。很多人习惯于冬天进补，经常吃温热补益的食物，从而导致"阳气在内，胃中烦热"，出现口腔溃疡、口臭、大便干结等症。而白萝卜性质寒凉，且富含膳食纤维、芥子油、淀粉酶等多种营养物质，有助于改善胃中烦热的症状。

关于白萝卜的功效，《本草纲目》中有记载，其性凉，味甘，入肺、胃经，有"下气、消谷和中、去邪热气"等功效，是"蔬中最有利者"。除了新鲜的白萝卜有很好的营养价值外，白萝卜的种子（即莱菔子）药用价值也很高，中医常用来治疗疾病，下面略举几个。

痢疾（有积食）

莱菔子 15 克，白芍 10 克，大黄 5 克，木香 2.5 克。水煎服。

跌打损伤

莱菔子 100 克。捣烂，温酒调敷患处。

咳嗽（有痰）

杏仁（去皮、尖）、莱菔子各 25 克。一起研成末，加米糊做成丸子，温水送服。

白萝卜生熟均可食用，不过冬天还是熟食为好，最好是与羊肉、牛肉、鱼肉一起炖汤。当然体内有积热的，也可以适当吃点凉拌萝卜，清热又养胃。不过脾虚泄泻者应慎食或少食生萝卜。

萝卜鲫鱼汤

【材料】鲫鱼 1 条，白萝卜半个，姜、葱、盐、料酒各适量。

【做法】1. 新鲜鲫鱼处理干净，去掉鱼肚子里面的黑膜，在鱼身两边各划三刀；白萝卜洗净，切丝；姜洗净，切片；葱洗净，切丝。

2. 洗好的鲫鱼擦干水；用生姜在锅里涂一下以防粘锅，然后倒油将鲫鱼煎至两面金黄，接着加入适量清水、料酒，加入姜片，大火煮沸后转小火炖 30 分钟。

3. 下入白萝卜丝煮 10~15 分钟，加盐调味即成。

【功效】这道汤含有丰富的蛋白质、膳食纤维，可开胃、促进消化，还是产后下奶的理想汤品。

经常腹胀便秘的人，可常食山药

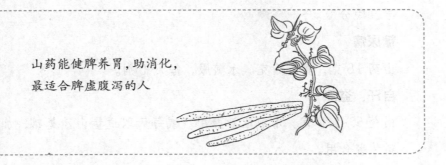

山药能健脾养胃，助消化，
最适合脾虚腹泻的人

　　俗话说得好："冬季吃山药，胜过吃补药。"别看山药其貌不扬，却是养生的好食材。中医认为，山药性平，味甘，具有健脾养胃、助消化、滋补肝肾等功效，是一味平补脾胃的药食两用之品。

　　《神农本草经》中将山药列为"上品"，《本草求真》说它能"补脾益气除热""补脾胃之阴""润皮毛、长肌肉"。食欲缺乏、容易疲倦、腹泻等脾胃虚弱者，经常吃山药，可强健脾胃，改善胃肠功能。现代医学认为，山药含有的消化酶能促进蛋白质和淀粉的分解及进一步的吸收、利用，还能增进食欲，改善人的消化功能，所以山药也特别适合消化功能不好、腹胀、便秘的人。

　　山药温补而不骤，味香而不燥，既补脾气，又益胃阴，秉性平和，所以很多名方都少不了它的身影，如六味地黄丸、金匮地黄丸、薯蓣丸等，都重用山药。日常生活中的一些常见病症，也可以通过山药来调理，有很好的辅助治疗作用。

脾虚腹泻

山药 250 克，莲子、芡实各 120 克。共研细粉，每次取 2~3 勺，加白糖适量，蒸熟做点心食用，每天 1~2 次。

遗精

芡实、麦冬各 15 克，人参 10 克，五味子 3 克。水煎取汁，每天 1 剂，早、晚分服。

糖尿病

山药 15 克，黄连 6 克。水煎服，每天 1 剂。

自汗、盗汗

山药 60~120 克。水煎取汁服用。或每天取适量山药蒸熟，加调料佐餐食用。

对于女性来说，山药还是不可多得的减肥食材。因为山药是薯类的一种，可以作为主食食用，使人有饱腹感，从而限制了脂肪和热量的过多摄入。最难能可贵的是山药几乎不含脂肪，这对于想要减肥的人来说，无疑是很好的选择。

山药的吃法很多，可以根据喜好来做。可以用来炒菜，也可以用来炖汤，还可以用来煮粥，甚至蒸熟后直接吃。将山药洗净、去皮，隔水蒸熟后淋上蓝莓酱，味道酸甜，非常开胃，而且还有助消化、抗衰老、减肥的作用。

山药含有大量的淀粉，淀粉在人体内可以转化成糖分，从而影响到血糖的稳定，所以患有糖尿病的人一次不要吃太多的山药，一般来说，一天食用山药的量不要超过 200 克。

四色山药

【材料】山药 1 根，胡萝卜、芹菜梗各 50 克，黑木耳 5 克（先用温水泡发），盐、蒜各适量。

【做法】1.山药洗净，去皮，切成片，入开水中焯烫后捞出。

2.胡萝卜洗净切片，芹菜梗洗净切段，黑木耳撕成小块，蒜拍碎。

3.将胡萝卜、黑木耳略煮至将熟，加入芹菜稍微烫下即可盛出。

4.锅内加适量油烧热，下入蒜片爆香，加入山药、胡萝卜、黑木耳、芹菜和少许水快速翻炒均匀，加盐调味即可。

【功效】这道菜含有丰富的膳食纤维、维生素、消化酶等，可补益身体，促进胃肠蠕动，帮助消化。

山药红枣羹

【材料】山药 2 根，红枣 10 颗，冰糖适量。

【做法】1.山药洗净，去皮，切成小丁；红枣洗净，泡软，去核。

2.将山药、冰糖、红枣一起放入砂锅中，加入适量清水，大火煮沸后转小火炖至山药绵软即可。

【功效】平补脾胃的山药，搭配益气健脾的红枣、滋阴润燥的冰糖，补而不燥，适合脾胃气虚的人食用。

不少人在给山药去皮时，双手都会感到非常痒，严重的甚至出现红肿、刺痛等过敏症状，这是因为山药皮中所含的皂角素或黏液里含的植物碱具有刺激性。可以将山药洗净后放入开水锅中清烫一下，原有的过敏原被破坏，再接触就不会过敏了。如果已经出现手痒的症状，可以把手洗净，抹上醋，过一会儿瘙痒感就会渐渐消失。

南瓜对胃胀、胃痛、便秘有效

南瓜可补中益气、消炎
止痛，改善胃胀、胃痛、
便秘等问题

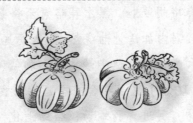

对于整天忙碌的现代人来说，便秘、胃胀、胃痛等小毛病可以说是家常便饭，大部分人都怕麻烦，所以也不会去医院检查，或者是去医院检查也找不出什么问题。

其实，便秘、胃胀、胃痛等都是脾胃不好的表现，当你出现这些症状时，就要注意调理脾胃功能了。《黄帝内经》中强调"黄色入脾"，而黄澄澄、软糯糯的南瓜可谓是黄色食物中的翘楚，古人就常用它来调理脾胃、排毒美容。相传，清代名臣张之洞就曾向慈禧太后建议多吃南瓜。

中医认为，南瓜性温，味甘，入脾、胃经，具有补中益气、消炎止痛、解毒杀虫等功效，对脾胃虚弱有很好的食疗效果。而且南瓜富含果胶，可保护胃肠道黏膜免受粗糙食物刺激，还能吸附细菌和有毒物质；所含的丰富的维生素和钙、磷等成分，是健胃消食的"高手"；所含的甘露醇、膳食纤维，则可以促进胃肠蠕动，缓解便秘等。

便秘

南瓜 500 克。加适量豆腐煮熟，调味后食用。每天 1 剂，早、晚分服。

胃炎、胃溃疡

南瓜 500 克，粳米 60 克。加适量水煮粥，佐餐食用。

扁桃体炎

南瓜 200 克，金银花 10 克，甘草 6 克。水煎服，每天 1 剂，分 2 次服。

"秋天到，南瓜俏"，经过春夏的日照和生长，秋天时南瓜成熟并累积了丰富的营养，所以秋天是吃南瓜的好时节。食用南瓜以蒸食、煮粥或煲汤为好。例如，南瓜与小米搭配煮粥，两者都是味甘的黄色食物，而且都含有丰富的膳食纤维、维生素，具有很好的健脾养胃功效。

燕麦南瓜粥

【材料】燕麦片（非即溶型）、南瓜各适量，冰糖少许。

【做法】1. 南瓜洗净，去皮及内瓤，切成片；燕麦片洗净。

2. 将南瓜片和燕麦片放入锅中，加入适量水，大火煮开后转小火煮 20 分钟，当南瓜片软后用勺子按碎，再煮 10 分钟，加冰糖调味即可。

【功效】这道粥含有丰富的果胶、膳食纤维、维生素等多种营养物质，经常食用，有助于保护胃肠黏膜，促进胃肠蠕动，预防和缓解便秘。

主食吃土豆，远离肥胖、"三高"

土豆可和胃健脾，适用于食欲缺乏、消化不良、习惯性便秘

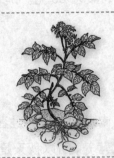

　　土豆虽然其貌不扬，但在中医看来，可是和胃健脾、益气调中的佳蔬。它性平，味甘，常用于食欲缺乏、消化不良、习惯性便秘、脘腹胀痛等脾胃虚弱、肠胃不和证的调理。

　　对于女性而言，土豆还是减肥瘦身、排毒养颜不可缺少的食物。土豆富含膳食纤维，胃肠对膳食纤维的吸收比较慢，所以食用土豆后停留在肠道中的时间要比谷类食物长，故能使人有饱腹感，从而限制了多余热量的摄入，同时，膳食纤维还能帮助人体带走一些油脂和代谢垃圾。

　　土豆因为富含淀粉，所以能为身体提供充足的热量，又兼有蔬菜的种种优点，比如富含蛋白质、多种维生素等，所以是很好的粮食替代品。

　　根据《中国居民膳食指南》的建议，一个人每周应吃薯类食物5次左右，每次吃50~100克。所以，我们平时可将土豆、山药、红薯

等薯类食物"排班"，既丰富了餐桌，又能保证营养的全面均衡。

土豆中的维生素C含量是很丰富的，维生素C对胃黏膜有保护作用，能有效缓解胃及十二指肠溃疡等疾病。

胃及十二指肠溃疡

将新鲜的土豆洗干净，去皮擦碎，用滤纸过滤后制成生土豆汁，每天早、晚空腹饮用1小汤匙（约15毫升）。

这种方法对缓解和治疗慢性便秘同样有效。此外，将土豆汁煮熟后饮用还能缓解高血压和贫血。

需要注意的是，土豆含有一种叫做龙葵素的物质，在正常情况下适量的龙葵素有缓解痉挛的作用，能减少胃液分泌，对胃痛有疗效；但当土豆受阳光暴晒或发芽而皮色变绿变紫时，龙葵素含量会增多，大量的龙葵素可引起恶心、呕吐、头晕、腹泻等中毒症状，所以土豆存放时一定要避光封好，一旦发现土豆发青出芽，就不要食用了。

土豆烧排骨

【材料】排骨500克，土豆2个，姜、葱、盐、料酒、生抽、老抽、水淀粉各适量。

【做法】1.排骨斩段，洗净后沥干；姜洗净切片；葱洗净切段。

2.锅加热放适量油，放姜片、排骨，煸至排骨表面焦黄，放入少许盐、料酒、生抽、老抽，翻炒至排骨都裹上酱汁，倒入适量清水没过排骨，大火煮沸后除去表面浮沫，加盖，转小火炖约40分钟。

3.土豆洗净，去皮，切块，待排骨炖至软烂时，放入锅中，再加少许盐，继续炖至土豆绵软即可。

【功效】增进食欲，暖胃祛寒，适用于脾胃虚寒的人。

红薯是便秘的"克星"

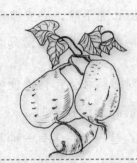

红薯能开胃消食，促进
肠胃蠕动，预防便秘

红薯也是富含淀粉的食物，相比于土豆，它还含有更多的果胶、膳食纤维、氨基酸、维生素及多种矿物质，所以也是很好的主食替代品。

中医认为红薯入脾、肾二经，既能滋补脾胃、开胃消食，还能够滋补肾阴，使人身强体壮，正如李时珍在《本草纲目》中所说："红薯，补虚乏，益气力，健脾胃，强肾阴。"

红薯对胃肠功能有改善、调节的作用，主要体现在两个方面：一是红薯含有丰富的膳食纤维、果胶等成分，可以保护胃肠黏膜，促进肠胃蠕动，预防和缓解便秘；二是喝酒过多、饮食不节导致脾胃受伤引起腹泻时，可以缓解不适（烤红薯）。不论是脾胃功能差的人，还是胃肠积热、容易便秘，或者是脾胃虚寒、一吃寒凉食物就腹泻的人，都可以用红薯做辅助食疗。

红薯也是减肥、养颜的好食物。红薯含有大量淀粉，可以使人产生饱腹感，而且它在胃肠中停留的时间较长，能帮助人体控制热量的摄入。红薯还有补气和血的作用，而且性质平和，不容易生湿热，脸色苍白的女性坚持长期适量吃红薯，可以改善面部气色，使皮肤变得红润。

在古代，中医还常用红薯用来治疗疾病，调养身体。如《随息居饮食谱》中就有记载：

用红薯与醋煮食，可以消除全身浮肿；或将红薯煮熟后食用，并喝少许黄酒，再饮红糖姜茶，可改善产后腹痛。

红薯的叶也有药用价值，《金薯传习录》中记载：

红薯叶、冬瓜水煎取汁，每天 2 剂，可治糖尿病；红薯叶、鸡内金水煎取汁，可治小儿消化不良等。

平时，我们可以用红薯加红糖煮汤水，也可以煮熟后直接食用，还可以用来煮粥、做甜点等。不过，红薯含糖量较高，吃多了可刺激胃酸大量分泌，使人感到"烧心"，所以吃红薯时最好搭配一点咸菜，可有效抑制胃酸分泌。

另外，红薯中含有一种氧化酶，这种酶容易在人的胃肠道里产生大量二氧化碳气体，如果吃得太多，会使人腹胀、呃逆。湿阻脾胃、气滞食积者也应少吃红薯。根据《中国居民膳食指南》，每天吃薯类食物的量在 200 克左右即可。

红薯银耳羹

【材料】银耳10克，红薯150克，枸杞子适量。

【做法】1.银耳提前泡发，洗净，撕小朵；红薯去皮，洗净，切小块备用。

2.银耳倒入砂锅中，加入适量清水，大火煮开后转小火炖煮20分钟，加入红薯，继续炖煮至红薯熟软，加冰糖煮至融化即成。

【功效】这道羹热量低，具有润肠排毒、抑制脂肪、滋阴养颜等功效，适用于胃中有热、大便秘结、脸色晦暗、皮肤干燥等。

红薯三宝粥

【材料】红薯1个，糯米、小米、粳米各40克。

【做法】1.红薯洗净，去皮，切小块。

2.糯米、小米、粳米淘洗干净，煮至米粒开花后加入红薯块，继续煮至红薯熟烂粥成即可。

【功效】这道粥营养全面，粳米平胃气，糯米温胃散寒，小米养胃，再搭配健脾补虚的红薯，很适合脾胃虚寒的人食用。

经常"反胃"，吃几颗栗子就好

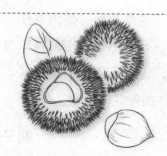

栗子能养胃健脾，经常胃部不适者、脾胃虚寒所致慢性腹泻者最宜食用

胃担负着消化食物、为人体提供每天所需的营养运输补给工作。然而，当下人们生活节奏快，饮食不规律、暴饮暴食、经常食用辛辣生冷食物，使胃部的正常功能受到了影响，也破坏了胃的正常工作节奏，容易造成"反胃"。

"反胃"的症状因人而异，有的人可能觉得胃不舒服，闻到刺鼻的气味就想吐；有的人会觉得像喝多酒一样，想吐但又吐不出来；还有的人觉得胃部总有东西往上冒等。不论是哪种感觉，其实都是胃部功能失调的表现。对于这种情况，平时吃点栗子可起到很好的缓解作用。

中医认为，栗子性温，味甘，入脾、胃、肾三经，能养胃健脾、壮阳补肾、活血止血。栗子最突出的功效在于滋补脾肾，《名医别录》中就记载："（栗子）主益气，厚肠胃，补肾气，令人忍饥。"脾胃虚寒引起的慢性腹泻，肾虚所致的腰酸膝软、肢体不遂、小便频数、折伤肿痛等症，都可以食用栗子来辅助治疗。

栗子可以生吃，也可以煮熟后吃，还可以用来熬粥、炖汤。不同的吃法，栗子发挥的作用也不同。《千金食治》中说："生食之，甚治腰脚不遂。"生吃栗子，可充分发挥栗子补肾气的作用，对肾虚所致的腰膝无力有改善作用。煮熟后的栗子能和胃健脾，缓解脾虚。

在古代，中医常将栗子仁蒸熟、磨粉，制成糕饼，用来改善小儿消化不良、食欲缺乏、腹泻等症。经常反胃的人，以及早孕反应严重的女性，可以用栗子搭配粳米煮粥食用，既能补充营养，又可以保健胃肠，缓解反胃、呕吐症状。身体虚弱、气血不足者可将栗子与鸡肉或牛肉等炖汤食用。

栗子鸡

【材料】鸡腿2个（约300克），栗子10个，葱4段，生姜4片，料酒、生抽、盐各适量。

【做法】1.鸡腿洗净，切小块，泡去血水沥干，装入深盘中，加入葱2段、姜2片、料酒，放入蒸锅中蒸熟，并将鸡块、鸡汤分开。

2.栗子切开一个小口，放入微波炉中高火15秒，取出去掉外壳。

3.锅中加入少许油烧热，放入余下的姜、葱爆香，倒入蒸好的鸡块翻炒出香味，调入少许盐、生抽翻炒均匀，再加入剥好的栗子，倒入蒸鸡肉时的鸡汤，用中火焖煮至鸡汤浓稠即可。

【功效】栗子的粉甜与鸡腿的鲜美相得益彰，而且营养丰富，容易被人体吸收，还能养胃健脾、补肾强筋，适合秋冬进补之用。

栗子虽好，不过也不能吃太多，吃多了会使人出现胃胀气。熟栗子一次的食用量不要超过10个，生栗子5~7个即可。栗子可使人产生饱腹感，所以最好是在两餐之间把栗子当零食吃，饭前或饭后大量吃栗子，会影响正餐的进食和导致热量摄入过量。

红枣是"天然维生素C丸"

红枣能健脾胃、助消化，
对脾胃虚弱、食少便溏、
气血亏虚有效

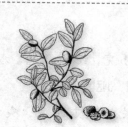

　　脾胃是气血生化之源，有将水谷精微转化成气血并营养全身的作用。如果脾胃虚弱，运化功能低下，气血生化不足，身体就得不到足够的养分，这时就需要益气健脾。益气健脾，不妨熟吃红枣，红枣不仅能健脾胃、助消化，还能避免胃酸分泌过多而造成胃痛。

　　红枣被誉为"天然维生素C丸"，研究发现，每100克红枣中维生素C的含量高达243毫克。不仅如此，红枣还含有丰富的维生素A、赖氨酸、精氨酸，以及钙、铁等矿物质。在古代，红枣被视为上乘补品，有"日食三颗枣，百岁不显老"的说法。李时珍在《本草纲目》中记载，枣味甘、性温，能补中益气、养血生津，用于治疗"脾虚弱、食少便溏、气血亏虚"等疾病。

　　人体气血生化不足，最明显的表现就是皮肤会变差，看起来不够红润，甚至萎黄、长有色斑。每天坚持吃几枚红枣，或者煮粥、炖汤的时候加几枚红枣，都能起到补气养血、补益脾气、美容养颜的作用。

许多益气补虚、调理脾胃、治疗失眠的方剂中都少不了红枣的身影。下面略举几个居家常用的小方子。

心烦失眠

甘草 15 克，小麦 30 克，红枣 10 枚。水煎服，每天 1 剂，分 3 次温服。

自汗盗汗

浮小麦 15 克，红枣 10 枚。水煎服，每天 1 剂，睡前半小时服用。

胃寒腹痛、呕吐

茯苓 20 克，桂枝 10 克，炙甘草 5 克，红枣 10 枚。水煎温服，每天 1 剂，分 3 次服用。

贫血

红枣 10 枚，粳米或糯米 100 克，加水煮粥。佐餐食用。

气血不足、精神差的人，平时可以将红枣掰碎，放入杯中，冲入开水，加盖闷泡 15 分钟后饮用，或者与桂圆肉、枸杞子水煎取汁，代茶饮用，都有很好的益气补血作用。久病体虚、面色萎黄的人，可经常用红枣与鸽肉或羊肉等炖汤食用。

红枣虽能益气补血，但也不能一次吃太多，因为它性质甘温，如果一次吃得过多，容易生痰生湿，一般每天食用五六枚即可。体质偏热，经常出现便秘、口臭、咽喉或牙龈肿痛等症状的人也不宜多吃红枣。

参芪红枣乳鸽汤

【材料】党参15克，黄芪10克，红枣6枚，乳鸽1只，姜、盐各适量。

【做法】1.党参、黄芪洗净，装入纱布袋中；红枣洗净，去核；乳鸽处理干净，切块，汆水后冲净；姜洗净，切片。

2.将所有材料（盐除外）放入砂锅中，加入适量清水，大火煮沸后转小火炖2个小时，加盐调味即可。

【功效】补气健脾，适用于久病体弱、面黄食少、气短乏力、神疲形瘦者。

红枣鸡蛋汤

【材料】鸡蛋2个，红枣10枚，红糖适量。

【做法】1.红枣泡软，去核，放入砂锅中，加适量水，大火煮沸后转小火煎煮30分钟。

2.磕入鸡蛋，不要搅散，等鸡蛋成型、熟透，加红糖搅匀即可。

【功效】这道汤是民间广为流传的产后补养气血的食疗方，长期食用有很好的滋补作用，可使肌肤红润。体质虚弱、面色萎黄、胃寒的人也可以用这道汤来调理身体。

用最简单的中药
养好脾胃

相比于食物，中药补养功效更明显一些。使用中药并不是一件麻烦的事，很多中药都是药食两用之品，只要在平时的茶饮或饮食中适当搭配一些，就能起到一定的补养作用。当然，使用的前提是，你得了解这些中药的功效。

陈皮泡水喝，打开你的胃口

陈皮能理气健脾、燥湿
化痰，适用于脘腹胀满、
咳嗽痰多者

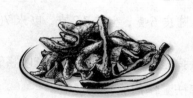

　　脾胃不仅负责受纳腐熟运化水谷，它还是人体气机升降的枢纽。其中，脾气主升，胃气主降，一升一降协同作用，共同完成人体的消化吸收功能，以及保持人体气机的升降得宜。如果脾气不升、胃气不降，水谷精微就无法消化吸收，人就会出现脘腹胀满、嗳气、恶心呕吐、胃痛、食欲缺乏等症。此时，宜理气和中，使脾胃气机顺畅，陈皮就有这一功能。

　　陈皮性温，味苦、辛，入肺、脾经，具有理气健脾、燥湿化痰的作用，常用于脘腹胀满、食少吐泻、咳嗽痰多等症。夏天因为贪凉，寒湿困脾，出现反胃、呕吐、食欲缺乏等症时，可以用陈皮泡茶饮用，以健脾开胃、理气和中、芳香化滞。

食欲缺乏

　　陈皮10克，绿茶3克，冰糖适量。陈皮、绿茶、冰糖一起放入杯中，冲入开水闷泡5~10分钟。每天1剂，代茶饮用。

胸闷气短

陈皮12克,枳实2.5克,生姜6克。以水500毫升煮取200毫升,分2次温服。

腹胀

陈皮15克。水煎服。

呕吐

陈皮6克,生姜12克。以水700毫升煮取300毫升,分3次温服。

脾虚,经常水肿的人,可以将陈皮与冬瓜、鸭肉等搭配炖汤食用,健脾祛湿作用比较明显。

陈皮冬瓜老鸭汤

【材料】陈皮15克,冬瓜500克,薏苡仁50克,老鸭半只,生姜、盐少许。

【做法】1.老鸭洗净,切块,余去血水;陈皮、薏苡仁洗净,加水浸泡2小时;冬瓜洗净,连皮切厚块;生姜洗净,切片。

2.将所有材料放入锅中,注入浸泡薏苡仁、陈皮的水,再适当添加清水,大火煮沸后转小火炖2个小时,加盐调味即可。

【功效】理气健脾,利水消肿,养阴清热,适用于湿热困阻脾胃所致的脘腹胀痛、食少吐泻及脾虚水肿等。

陈皮和鲜橘皮是不一样的,不要用鲜橘皮代替陈皮,因为鲜橘皮未经加工,不具备陈皮的药用功效,而且鲜橘皮表面可能残留农药和保鲜剂,对健康有害。另外,陈皮偏于温燥,有干咳无痰、口干舌燥等阴虚症状的人不宜多用。

适量吃姜，让受寒的胃暖起来

生姜能温中燥湿，缓解
湿邪导致的头晕恶心、
胸闷呕吐等症

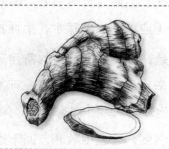

"冬吃萝卜夏吃姜"，前面我们说了，冬天吃萝卜能清除积热，姜性质温热，是助热提火之物，夏天本就炎热，再吃姜岂不是热上加热？其实不然，人们只关注到夏天炎热，却忽略了夏天多雨潮湿的气候特点，而且热邪常跟湿邪勾结，意图损害人体健康。另外，天气炎热，凉拌菜、冷饮、雪糕、冰镇西瓜等成为夏天饮食的主要角色，这些生冷寒凉的食物的确清凉爽口，但也会让脾胃遭罪——被寒湿、湿热双重夹击，使人出现头昏恶心、胸闷呕吐、心悸、食欲缺乏等症。这时，脾胃最需要的就是温中燥湿，而姜正好具有这样的功效。

中医认为，姜气味芳香，性质辛辣，可温中燥湿，适量吃姜还能促进人体排汗，起到降温提神的作用。夏天做菜的时候，可适当加一些生姜，也可以用生姜搭配绿茶泡茶饮用。

生姜10克，绿茶5克。生姜洗净，拍散，放入锅中加适量水煎煮3分钟，然后用生姜水冲泡绿茶。代茶频饮。

这款生姜茶具有清热燥湿、增进食欲、提神醒脑、益气止呕、解毒杀菌、祛风解表等多种功效，适用于湿滞脾胃所致的疲劳乏力、食欲减退、口干口渴、腹胀腹痛、恶心呕吐等症。

女性在孕早期时觉得恶心、呕吐，可以喝一些生姜水，能缓解孕吐现象。（应单用生姜煮水，上面加了茶叶的就不适合了）

姜还是许多中药方剂中的常用药，一般分为生姜、干姜。生姜性微温，味辛，入脾、胃、肺经，可发汗解表、温中止呕、温肺止咳、解毒，主治外感风寒、胃寒呕吐、风寒咳嗽、腹痛腹泻、中鱼蟹毒等。干姜重在温煦，可温中散寒、回阳通脉、燥湿消痰，用于脘腹冷痛、呕吐泄泻、咳嗽有痰等。民间有"生姜治胃，干姜治脾"的说法，意思是生姜比较发散，其药效在表发挥得较为彻底，所以治疗腑病较强，对于脾胃二者来说，更偏向于治疗胃病；而干姜比较缓和，其药性能够慢慢渗入"里"，即脏病，对脾的影响更大。所以，在使用姜时，要根据具体的病症来选择，并遵医嘱用药。

下面几个姜方，适合居家调理脾胃使用。

胃寒

红枣10枚，生姜5片，红糖适量。煎汤代茶饮，每天1次。

风寒感冒

生姜5片，红糖适量。姜片煎汤后加红糖调味，代茶饮，每天1次。

寒性腹泻

干姜（炮）适量，研末。取1克，温水冲服，每天1剂。

要注意，生姜不是每个人都可以吃的，比如阴虚内热的人就不能吃，否则会加重症状而使人心烦气躁、容易发怒、睡眠不好等。生姜具有一定的刺激性，患有肠胃溃疡、肝炎，以及肝功能不好的人也不宜多吃。

无虚寒症状的人，吃生姜时最好搭配凉性食物如鸭肉等，或加入凉拌菜中食用，既可开胃，又能避免上火。

姜汁豇豆

【材料】嫩豇豆200克，姜1小块，盐、醋、香油各适量。

【做法】1.将嫩豇豆摘去老筋，洗净沥干，切段。

2.在沸水中放入少许盐和油，将豇豆焯熟，煮时不要加盖（可保持嫩绿），捞出沥干待用。

3.将姜用工具擦成泥，或者用搅拌机打成泥，然后与豇豆一起装盘，加盐、醋、香油拌匀即可。

【功效】这道菜翠绿艳丽，鲜香脆嫩，夏天食用，有开胃的作用。

老姜鸭肉汤

【材料】鸭肉500克，老姜1小块，糯米酒、盐各适量，枸杞子1小把。

【做法】1.鸭肉洗净，剁成块，入冷水中煮尽血水，捞出冲净；老姜洗净，拍碎；枸杞子洗净。

2.将鸭肉、老姜、枸杞子一起放入锅中，注入适量清水、糯米酒，大火煮沸后转小火炖至鸭肉熟软，加盐调味即可。

【功效】老姜温中燥湿，鸭肉滋阴清热，搭配煮汤，补而不燥，适合夏秋清补之用。

肉吃多了不消化，山楂来帮忙

山楂能开胃促消化，
最适合肉食过多导致
的积食

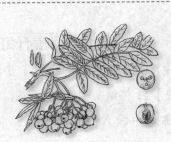

很多人一旦有好吃的食物就忍不住多吃，特别是小孩子，不知不觉就吃多了，吃得过多，超过了脾胃消化吸收能力的最大限度，食物就不能被及时消化吸收。这样就会损伤脾胃的功能，使消化吸收功能更差，继而形成积食。积食时间久了会生热化火，表现为舌苔厚、口臭、唇红、小便黄、大便干，平时很乖的孩子会变得烦躁易哭闹。中医里将这种情况称为"小儿食积"。

很多父母见孩子积食都会用药消食化积，孩子的胃肠功能弱，本就已经因为食积而受伤了，如果误用了猛药，会雪上加霜，加大对脾胃的伤害。此时，不妨用山楂来给孩子解决食积问题。

山楂是药食两用之品。新鲜山楂味道酸甜，具有开胃、促进消化的作用，这主要得益于山楂所含的有机酸、脂肪酶等，这些成分可刺激胃黏膜，促进胃液分泌。平时，可以用山楂来煮粥给孩子吃。

山楂（干）20克，粳米100克，冰糖少许。先将山楂放入砂锅中煎煮，取浓汁去渣，然后加入粳米、冰糖，再加适量清水煮成粥。

山楂作为药用，其性微温，味酸、甘，入脾、胃、肝经，具有消食积、散瘀血、驱虫等功效，对肉食积滞、胃脘胀满、泻痢腹痛、瘀血经闭等都有不错的效果。因肝气郁结而导致的腹痛、胃痛，也可以用山楂来行气除滞。

在使用山楂时，需要注意的是，山楂的消食导滞功能主要针对的是肉食过多导致的食积，《本草纲目》中明确指出，山楂可"化饮食，消肉积"。对于其他食物引起的食积，山楂的效果并不明显。如果不知道是什么食物引起的食积，可以使用下面这个方子，此方出自《丹溪心法》，除了山楂，还用到了白术、神曲，无论是肉食积滞还是米面积滞都有效果。

山楂200克，白术200克，神曲100克。上述药物研为末，加水调成糊，蒸熟，做成梧子大（约绿豆大小）的丸，每次取30~50丸，米汤送服。

山楂吃多了容易伤害牙齿，所以一次吃新鲜山楂3~4个即可，吃完后要记得给孩子刷牙。

山楂藕片

【材料】莲藕200克，山楂100克，冰糖适量。

【做法】1.莲藕去皮洗净，切薄片，冷水浸泡30分钟后煮5分钟。

2.山楂洗净，横向切成两半，去籽，放入砂锅中，加入冰糖和水，大火煮至汤汁变得黏稠。

3.将藕片倒入山楂糖浆中浸泡，晾凉后装盘即可食用。

【功效】这道菜肴酸甜可口，有开胃、促消化的作用。

神曲，消除米面积食的良药

神曲能健脾和胃助消化，最适合米面谷物导致的积食

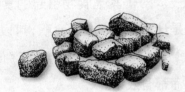

"神曲"是汉代名医刘义研制出的一种医治消化不良的名药，它性温，味甘、辛，入脾、胃经，具有健脾和胃、消食调中的功效，主要用于食积、消化不良、胸闷腹胀、呕吐泻痢等症。

夏季天热，人们贪凉，经常吃凉菜、冰镇西瓜，喝冰镇啤酒，再加上暑湿作祟，所以容易呕吐、腹泻，这时用神曲煮粥食用，可改善呕吐、腹泻症状。

神曲粥

【材料】神曲 15 克，粳米 100 克。

【做法】将神曲捣碎放入锅中，加入 200 毫升水煮至 100 毫升，去渣取汁。在药汁中加入适量水，倒入淘洗干净的粳米煮成粥即可。

若是脾胃虚弱，消化不良，饭后腹胀，则可以将神曲与麦芽一同煎汤服用。

麦芽、神曲各20克。水煎服，每天2次，饭后服。

跟山楂消食功能不同，神曲更适合消米面谷物引起的积食。脾胃功能低下、消化能力弱的人，即使是吃谷类食物也容易积食，这时用这个神曲来消食化滞是最合适的了。做成粥，或者是用神曲煎汤服用都可以。

小儿脾胃较弱，很容易因为饮食或环境的改变而导致脾胃不和，也可以用神曲搭配山楂煮粥食用，以起到健脾和胃、消食导滞的作用。当然成人脾胃不和而出现食欲缺乏、呃逆等症状时，也可以用这道粥来调理。

山楂神曲粥

【材料】山楂（干）10克，炒神曲20克，粳米50克，冰糖适量。

【做法】1.用纱布将山楂和神曲包好，放入砂锅中，加1000毫升水，煎煮10分钟后去掉药渣。

2.粳米淘洗干净，放入山楂神曲药汁中煮成粥，加冰糖调味即可。

在使用神曲时还需注意，根据炮制的方法不同，神曲又分为炒神曲和焦神曲。炒神曲气味甘香，以醒脾和胃为主，常用于食积不化、脘腹胀满、纳食不香、肠鸣泄泻等症；而焦神曲有焦香气味，消食化积力更强，用以治疗较重的食积和泄泻。所以使用的时候应根据病情和体质，在医生的指导下用药。

鸡内金，小儿积食首选

　　小孩子的脾胃比较娇嫩，现在孩子吃的东西都特别有营养，不容易消化，所以增强孩子的消化功能是家长的重要功课。消化功能好，孩子营养吸收好，才能长得壮、更聪明，而且还不容易生病。

　　对于经常消化不良的孩子，父母可用鸡内金来调理。鸡内金具有很强的消食健脾功效，《滇南本草》中说：鸡内金可"宽中健脾，消食磨胃。治小儿乳食结滞，肚大筋青，痞积疳积"，所以用它来治疗饮食积滞、小儿疳积等症是很有效果的。

　　鸡内金其实不是什么神秘的药，就是鸡的胃——鸡肫里面一层金黄色的壳。鸡有两个胃：一个是前胃，一个是砂囊。砂囊就是鸡肫。鸡吃下去的食物到了砂囊，通过鸡内金和砂石的摩擦，从而把整个食物给磨得很细，使食物更容易吸收。

鸡内金可消积滞、健脾胃，特别适合小儿积食

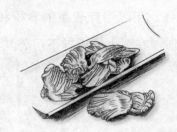

　　鸡内金特别擅长软化坚硬的东西，积食、坚硬的食物等都不是它的"对手"，如果孩子吃了生硬、不容易消化的食物，家长就可以把鸡内金添加到孩子的日常饮食中。鸡内金比较腥，孩子对气味敏感，一般不愿意吃，可以把鸡内金磨成粉末，每次煮粥的时候，取 3~5 克（一小匙）放到粥里搅匀。也可以把鸡内金粉混到面粉中做成面食给孩子吃，也容易被接受。

厚朴帮你理气消食，可治气滞腹胀

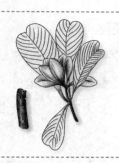

厚朴能理气消食、燥湿消痰，适用于脘腹胀满、食积气滞者

　　脾胃主管人体的消化吸收，其中胃主受纳、通降，脾主运化、升清，两者协调合作才能保证消化吸收功能的正常。但是，脾、胃有时候也会"打架"，脾气不升或者是胃气不降，都会影响到脾胃整体的消化吸收功能。这时，就需要有人来"调解"，帮助脾胃和好，厚朴就是理想的"人选"。

　　厚朴又名川朴、油朴，它性温，味苦、辛，入脾、胃、肺、大肠经，具有理气消食、燥湿消痰等功效，常用于治疗脘腹胀满、食欲缺乏、食积气滞、呃逆、便秘等脾胃不和证，以及痰饮喘咳等。著名的"厚朴温中汤"即取厚朴的理气消食之功，用来改善脾胃虚寒气滞证。方药的组成和用法如下：

> 厚朴（姜制）、陈皮（去白）各30克，甘草（炙）、草豆蔻仁、茯苓（去皮）、木香各15克，干姜2.1克。上述药物一起研成粗末，每次取15克，加300毫升水、生姜3片，煎至150毫升，去渣，空腹温服。

方中厚朴理气燥湿、消胀除满，草豆蔻、干姜、生姜温中散寒，木香、陈皮行气宽中，甘草、茯苓健脾渗湿。寒湿困阻脾胃、脾胃不和、胃寒的人都可以在医生的指导下服用。

另外，对于腹胀、便秘、腹泻等问题，厚朴也都有不错的功效。

腹胀便秘
厚朴24克，大黄12克，枳实9克。加1200毫升水，先下厚朴、枳实煎煮至剩500毫升水，再下大黄煮至剩300毫升水。每天1剂，分3次服用。（大黄有毒，此方必须在医生指导下使用）

久痢
厚朴、黄连各15克。水煎取汁，空腹服用。

寒性腹泻
干姜、厚朴各等分。研为细末，加蜜做成绿豆大小的药丸。每次取30丸，温水送服。

将厚朴同猪肚、瘦肉一同煮汤食用，能开胃消食、补益胃肠，适用于脾胃湿滞、胃病初愈、便秘者。

厚朴性质温燥，阴虚火旺的人（表现为咽干口燥、心烦易怒、舌质红绛，或夜寐多梦、心悸、小便短赤等）不宜服用。

胃气不足易疲劳，甘草能缓解

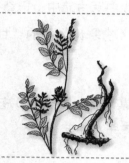

甘草能解毒、调和脾胃，
腹胀、食欲缺乏的人可
以经常泡水喝

用过中医方药的人会发现，很多方药里都有甘草，这主要得益于甘草调和诸药、解百药之毒的功能。在中药里面，甘草就相当于一个"和事老"，当药物与药物之间产生矛盾时，它就发挥调解纠纷的作用。不过，甘草的身份不单是"和事佬"，它也有自己的独特功效。

中医认为，甘草性平，味甘，入脾、胃、肺三经，能解毒、调和脾胃。在临床使用上，一般分生甘草和炙甘草。两种药物的制法不同，起到的功效也不一样。金元时期著名医学家李东垣曾说："甘草……生用则气平，补脾胃不足，而大泻心火；炙之则气温，补三焦元气，而散表寒，除邪热，去咽痛，缓正气，养阴血。"也就是说，生甘草调和阴阳，补益脾胃不足；而炙甘草温补元气、益气散寒、养阴去邪热。

脾胃之气不足的人经常用甘草泡水喝，可以起到益气健脾、养胃阴的作用。

取甘草5克，绿茶3克，加开水冲泡，代茶饮用，每天1剂，可以反复冲泡至味变淡。

腹胀、腹痛、便溏、食欲缺乏、身体疲劳等脾胃不足所致的症状，都可以用甘草泡水来改善。

在不少中医古籍中也记载有用甘草煎汤代茶饮用，以治疗疾病的记载。如《伤寒论》中的"甘草汤"，单用甘草以清热解毒，其方法如下：

取甘草6克，以水600毫升，煮取300毫升，去渣，每次温服150毫升，每天2次。

还有一首"芍药甘草汤"，用甘草搭配白芍来调理肝脾，缓解胃痛、腹痛、胃部痉挛等症，其方法如下：

取芍药、甘草各12克，用水600毫升煮取300毫升，去渣，分2次温服。

※ 特别提示 ※

甘草虽然性质温和，但毕竟是中药，服用甘草或用甘草片泡水，要先咨询医生。服用甘草时还要注意剂量，切忌增加服用量，因为这样容易导致人出现冷汗、流鼻涕、腹泻、打哈欠以及焦躁不安等现象，这是身体对药物产生依赖性的表现，有这类症状时应立即停止服用，并及时就医。

砂仁能温脾止泻，适合受寒腹泻

砂仁能化湿开胃、温脾
止泻，适合不思饮食、
恶心呕吐、易腹泻者

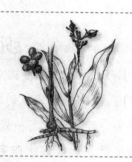

夏至过后，就迎来一年当中最为炎热的暑天。暑天不仅炎热，而且降雨多、湿气重。如果这时候不注意防暑祛湿，就容易因脾虚湿困而出现"苦夏"症状——吃饭没胃口、精神状态差、总是感到很疲倦、手脚没有力气等。那么，如何使自己在暑湿交困之时仍然能保持良好的精神状态呢？关键在于两点，一是健脾胃，二是化暑湿。中药里面有一味药，就兼具这两种功效，这就是砂仁。

中医认为，砂仁性温，味辛，入脾、胃、肾三经，具有化湿开胃、温脾止泻、理气安胎的作用，脘腹胀满、不思饮食、恶心呕吐、容易腹泻等脾虚感寒证都可以用砂仁来调理。

呕吐

砂仁适量，研为细末。每次取10克，加适量生姜汁，用米汤调服。

腹胀

砂仁、佛手各15克。用白酒300毫升浸泡，每次饭后饮1小杯。

现代研究还发现，砂仁对胃肠功能有双向调节作用——少量使用时可促进胃液分泌，增强胃肠蠕动，促进消化，健全脾胃运化功能；随着用量的增加，又能抑制胃酸分泌，使肠管张力减弱，从而解痉镇痛，缓解胃痉挛、胃痛等不适。所以，平时无论是受凉呕吐，还是积食腹胀，都能用它来调理。

砂仁炖瘦肉

【材料】砂仁 10 粒，瘦肉 200 克，红枣 3 枚，盐适量。

【做法】1.瘦肉洗干净，剁碎；砂仁洗净，拍扁；红枣洗净，去核。

2.将瘦肉、砂仁、红枣一起放入炖盅内，倒入适量清水，搅匀，隔水炖 3 个小时，加盐调味即可。

【功效】温补脾胃，适用于脾胃虚寒所致的腹泻、食欲缺乏、呕吐等症。

砂仁黄芪猪肚

【材料】黄芪 10 克，砂仁 15 克，猪肚 1 个，料酒、盐、姜、葱、胡椒粉各适量。

【做法】1.将砂仁去杂质，洗净；黄芪润透；猪肚反复洗去污杂及黏液，氽水后捞出，用清水洗净；葱、姜拍碎。

2.将砂仁、黄芪、葱、姜装入猪肚放入锅内，加水炖熟，然后取出，去掉药物，猪肚切条放入碗内，加盐、胡椒粉调味即成。

【功效】益气健脾，消食开胃，适用于脾胃虚弱之食少便溏、胃脘疼痛。

芡实，东坡居士的养生珍品

　　芡实也是亦食亦药之品，自古就被视为平补良方，很多历史名人都跟它有不解之缘，最为人称道的要算是苏东坡了。苏东坡对养生很有研究，他到老年时仍身健体壮、面色红润、才思敏捷。他有一条养生之道就是吃芡实，他的吃法很奇特——将刚煮熟的芡实放入口中，细细咀嚼，使津液溢满口腔，然后用津液漱口，再缓缓咽下，每天用这个方法吃芡实 10~30 粒。有时，苏东坡也把芡实煮成粥，并称"粥既快养，粥后一觉，妙不可言也"。

　　芡实就是我们平时说的鸡头米，中医认为，芡实性平，味甘、涩，入脾、肾、心经，有补脾止泻、固肾涩精等功效。芡实味甘、涩，其中甘能补脾，涩能止泻，所以兼顾脾肾，擅长治疗脾虚泄泻、肾虚遗精。《本草求真》中分析得很好："芡实如何补脾，以其味甘之故；芡实如何固肾，以其味涩之故。"

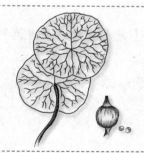

芡实能补脾止泻，适用于脾虚泄泻、遗精者

遗精、遗尿

芡实 15 克，金樱子 12 克，菟丝子、车前子各 9 克。水煎服。

慢性泄泻

芡实、莲肉、淮山药、白扁豆等分，磨研成细粉。每次 30~60 克，加白糖蒸熟做点心吃。

白带异常

芡实粉、茯苓粉等分，加蜜做成绿豆大小的药丸。每次取 30~50 丸，淡盐水送服。

需要注意的是，芡实无论是生食还是熟食，都不要一次食之过多，否则难以消化。平时经常腹胀的人不宜食用。

山药薏苡仁芡实粥

【材料】山药 1 根，薏苡仁 50 克，芡实 40 克，粳米 50 克。

【做法】1.薏苡仁和芡实洗净，用清水浸泡 2 个小时；粳米洗净，用清水浸泡 30 分钟。

2.将浸泡好的薏苡仁、芡实放入锅中，倒入适量清水，大火煮沸后改为小火煮 30 分钟，然后倒入粳米继续用小火煮 20 分钟。

3.将山药洗净，去皮，切成 3 毫米厚的片，放入锅中，再继续煮 10 分钟即可。

【功效】健脾益胃，利湿消肿，固肾涩精，脾虚水肿及肾虚遗精者皆可常食。

藿香专治夏季腹泻、呕吐、没食欲

藿香可化浊、开胃止呕，
可预防和缓解夏季湿热
所致恶心、呕吐、腹泻

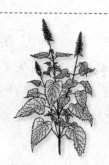

　　藿香正气水是夏季的常用药，可以快速治疗中暑、呕吐、腹泻等暑热症。但是，藿香正气水气味难闻，味道让人难以忍受，很多人一听到要喝藿香正气水就觉得胃里难受。其实，换一个方式，也能起到相同的调养效果，就是用藿香正气水的主药——藿香，做成药膳食用。

　　中医认为，藿香性微温，味辛，入肺、脾、胃经，具有特殊香气，可化浊、开胃止呕、发表解暑，适用于暑湿阻滞脾胃所致的呕吐、腹痛、腹泻、腹胀、胸闷，以及中暑、感冒等。藿香配伍砂仁，还有很好的温中理气、止呕安胎等功效，常用于妊娠呕吐、腹胀、食欲缺乏等症。

　　很多以藿香为主的药，都冠以"藿香正气"之名，比如藿香正气水、藿香正气散、藿香正气胶囊。"正气"是什么意思呢？就是纠正不正之气。每年的 3~9 月，雨水天气比较多，很多人因为天气或饮食原因感受了湿邪、风寒，这叫做"不正之气"。藿香可以弘扬正气，祛除这种邪气，解决身体因此出现的感冒、咳嗽、胃肠功能紊乱等一系列的症状。所以夏季湿热造成的各种身体不适，很多时候只要用对藿香都能轻松化解。不过，藿香性质温燥，暑热及阴虚火旺者不宜使用。

藿香正气粥

【**材料**】藿香 10 克，紫苏叶 3 克，粳米 100 克。

【**做法**】1.藿香、紫苏叶洗净，水煎取汁。

2.粳米淘洗干净，倒入砂锅中，注入藿香、紫苏叶药汁，加适量清水煮成粥。

【**功效**】解暑祛湿，理气开胃，和胃止呕，适用于腹痛、呕吐、肠鸣泄泻、头脑昏痛、食欲减退等症。

藿香鲫鱼

【**材料**】藿香 5 克，鲫鱼 1 条（500 克左右），盐适量。

【**做法**】1.鲫鱼宰杀，洗净，在两边各划几刀，里外抹适量盐；藿香洗净。

2.将鲫鱼、藿香一起放入盘中，隔水蒸熟即可。

【**功效**】益气健脾，利水消肿，适用于夏季清补之用。

消瘦乏力，一吃就想吐，党参煮粥吃

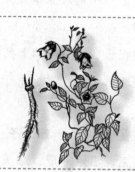

党参能补中益气，适合脾胃虚弱、消化功能不好的人

对于党参，中医有一个很全面的概括：健脾运而不燥，润肺而不反寒凉，滋胃而不凉，养血而不燥。

党参最擅长的"领域"是补中益气，可用于中气不足、脾胃虚弱、消化吸收功能低下等的调养。党参也能益气生津、养血，对热病伤津、胃阴不足、气短口渴、面色萎黄、头晕心慌等有效。另外，党参还是补益肺气、祛痰镇咳的常用药，用于治疗肺气亏虚、气短咳喘、声音低弱等。

要想让党参在最大程度上发挥功效，最好的方法就是用它煮粥。《圣济总录》中就有记载：

党参、茯苓、生姜各10克，粳米100克。先将党参、茯苓、生姜煎水取汁，然后下米煮成粥，加盐调味食用。

这道参苓粥中，党参、茯苓补脾益胃，生姜温中健胃、止呕，粳米益脾养胃，适用于脾胃虚弱、少食欲呕、消瘦乏力等。

居家养生，可以在医生的指导下使用以下方药。

中气下陷

党参、炙黄芪各 15 克，白术 9 克，升麻 5 克。水煎服，每天 1 剂。用于中气下陷所致腹胀满重坠、胃下垂、子宫脱垂、脱肛等。

热病伤津

党参与枸杞子各适量（2:1 的比例），放入杯中，注入适量开水，闷泡 15 分钟，代茶饮用。用于热病伤津，症见烦躁、咽干口渴等。

低血压

党参、黄芪各 50 克，五味子、麦冬、肉桂各 25 克。共研成粉，每次取 2 克，温水冲服，每天 3 次，连服 30 天。

党参虽好，但毕竟是药，有一定的偏性，有实证（外邪侵袭或痰火、瘀血、虫积、食积、水湿阻滞所引起的病症）、热证者及气滞、肝火盛者均不宜服用。

当归党参陈皮瘦肉汤

【材料】党参、当归头各 15 克，陈皮 10 克，红枣 8 枚，猪瘦肉 250 克，生姜、盐各适量。

【做法】1.党参、当归头洗净切片，红枣洗净去核，陈皮洗净，姜去皮切片；猪瘦肉洗净切片，汆水后冲净。

2.将所有材料放入砂锅中，加入适量清水，大火煮沸后转小火炖 1 个小时，加盐调味即可。

【功效】补中益气，养血生津，适用于脾胃气虚所致的身体虚弱、头晕目眩、面色苍白、四肢乏力、习惯性便秘等。

湿困脾胃没食欲，白扁豆能化解

白扁豆能健脾祛湿，适
用于湿热所致腹泻、食
欲缺乏、水肿等

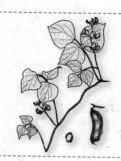

在中医理论中，一年有五季，除了春夏秋冬外，在夏末七八月份的时候还有一个"长夏"，也就是立秋到秋分的那段时间。长夏时天气多湿热，而脾属土，最容易受湿而困，所以这段时间养生的重点是健脾祛湿。白扁豆有很好的祛湿作用，最适合长夏健脾祛湿之用。

关于白扁豆，《本草纲目》中有详细的记载："硬壳白扁豆，其子充实，白而微黄，其气腥香，其性温平，得乎中和，脾之谷也。人太阴气分，通利三焦，能化清降浊，故专治中宫之病，消暑除湿而解毒也。其软壳及黑鹊色者，其性微凉，但可供食，亦调脾胃。"脾胃虚弱、脾胃湿热、食欲缺乏、暑湿泄泻、腹胀腹痛、水肿、女性白带异常等，都可以用白扁豆来调理。

中医里也有不少用白扁豆为主药，用于祛湿的方剂，例如著名的"香薷散"。

香薷500克，白扁豆、厚朴各250克。一同研为细末，每次取10克，温酒送服，每天服2次。

长夏时暑热常与湿邪勾结，再加上人们贪凉，过量吃生冷食物，很容易造成暑湿阻滞中焦而出现腹泻、呕吐。香薷散取白扁豆消暑、和中、健脾除湿之功效，再加上香薷辛温芳香、解表散寒、祛暑化湿的作用以及厚朴行气除满、燥湿行滞的功效，可以很好地缓解暑湿带来的不适。

水肿、女性白带异常也可以用白扁豆来调理。

水肿

白扁豆1000克。炒黄，磨成粉，每次取15克，用灯心草煎汤后送服，每天3次。

白带异常

白扁豆适量。炒黄后研末，用米汤送服，每次10克。

体内有湿的人，也可以经常食用白扁豆粥，夏季更为适宜。

白扁豆粥

【材料】白扁豆30克，莲子15克，银耳10克，粳米100克，冰糖适量。

【做法】1.白扁豆、莲子、粳米洗净；银耳用冷水泡发后洗净，切碎。

2.将白扁豆、莲子、粳米、银耳一起倒入砂锅中，加入适量清水，大火煮沸后改用小火熬煮成粥即可。

【功效】益气健脾，滋阴提神，适用于脾胃湿热、精神不振者。

汤里加点儿肉豆蔻，冬天不怕胃寒留

肉豆蔻能温中健脾、行气止呕，适用于脾胃虚寒所致腹痛、腹泻

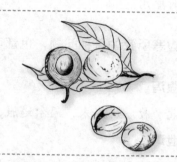

脾胃为后天之本，很多人有这样那样的健康问题，究其根本，还是脾胃不好，尤其是脾胃虚寒最为常见。

脾胃虚寒包含两个方面的内容：一是脾胃虚弱，脾胃主管消化吸收，食物吃进人体后，在胃里经过初步消化，然后传输至大肠，而脾胃虚弱的人吃进身体的食物停留在胃里，不能消化，不能正常传输到肠道，从而出现饭后胃胀不适，甚至呕吐的现象；二是脾胃受寒，脾胃的性质是喜温热、恶寒凉，一旦受到寒冷的过度刺激，消化吸收的功能就会受到影响，使得食物逆流而上，从口中吐出来，或者是出现腹泻。

要调治脾胃虚寒，就得温中补脾。在这方面，肉豆蔻就是很好的一味药。肉豆蔻在有的地方又叫肉果，味道又辣又苦，还带有一点儿涩涩的感觉，中医认为它性温，入脾、胃、大肠经，能够温中健脾、行气止呕，常用来治疗脘腹胀痛、食少呕吐、泄泻等症。《证治准绳》中的"四神丸"就是以肉豆蔻为主要原料，是治疗脾胃虚寒所致腹泻、

腹痛的良方。其法如下：

> 肉豆蔻（生用）60克，补骨脂（炒）120克，五味子60克，吴茱萸120克，红枣50枚，一同研为末。生姜120克，切碎，用水煎煮取汁，与药末一同做成绿豆大小的药丸。每次取30~50丸，空腹时服用。

脾胃虚寒所致的各种问题，也都可以用肉豆蔻来调理。

脾虚腹泻

肉豆蔻7枚。研成末，温水送服，分2次服用。

五更泄泻

鸡蛋3个，补骨脂30克，肉豆蔻15克。将鸡蛋用清水煮沸，捞出打破外壳，与补骨脂、肉豆蔻同煮20分钟即成。

胃痛

肉豆蔻5克，莲子60克，粳米50克。加水煮粥，加盐调味食用。

肉豆蔻除了药用外，还是一味调料，炖汤的时候加一些肉豆蔻，可以祛腥增香，还有温补脾胃的作用。冬天天气寒冷，腹部容易受寒，而胃喜温恶寒，胃寒的人冬天更容易胃痛，此时可以在汤、粥里加一点儿肉豆蔻，有助于改善胃寒的症状。胃寒的人还可以将肉豆蔻加热，放入布袋里，用来温敷肚脐，也可起到温中散寒、止痛的作用。

※ 特别提示 ※

肉豆蔻并非人人适用，《本草经疏》就有记载："大肠素有火热及中暑热泄暴注，肠风下血，胃火齿痛及湿热积滞方盛，滞下初起，皆不宜服。"

经络是脾胃健康的遥控器

在我们的身体里"藏"着一座神秘的"宝库"——经络和穴位，适当刺激它们，可以起到养生治病的作用。《黄帝内经》中说，经络"可决生死，不可不通"。想要脾胃健运，我们就要好好利用脾经、胃经以及相关穴位，将健康时时掌握在自己手中。

脾不好，脾经最先做出反应

脾足太阴之脉，起于大指之端，循指内侧白肉际，过核骨后，上内踝前廉，上踹内，循胫骨后，交出厥阴之前，上膝股内前廉，入腹属脾络胃，上膈，挟咽，连舌本，散舌下；其支者，复从胃，别上膈，注心中。

——《黄帝内经·灵枢·经脉》

经络是连接五脏六腑和四肢百骸的网络和桥梁，它把人体的脏腑器官、骨骼肌肉、皮肤毛发连接起来，构成一张大网。当某个脏腑出现了问题，经络就会产生不适反应，在体表上呈现出来。而对相应的经络进行适当的刺激，可起到治疗疾病的作用，所以经络也是调理脏腑疾病的"长臂触手"。刺激脾经则可以起到健脾的作用。

⊙ 脾经循行路线与穴位

脾经的全称是足太阴脾经，它起于足大趾，循行于脚内侧，经过内踝，并沿着大腿及小腿的内侧直上，进入腹腔，与脾相联系。在体外，经脉上行至胸部，直达喉咙及舌根；在体内，经脉则从脾分出，上至心经。

  脾经从下至上，贯穿了人体的足部、腿部、腹部、胸部等部位，它上面分布了42个穴位，左右各21个。这些穴位是隐白穴、大都穴、太白穴、公孙穴、商丘穴、三阴交穴、漏谷穴、地机穴、阴陵泉穴、血海穴、箕门穴、冲门穴、府舍穴、腹结穴、大横穴、腹哀穴、食窦穴、天溪穴、胸乡穴、周荣穴、大包穴。这些穴位是人体消化、吸收、排泄的调度师，对人体消化系统的健康起着至关重要的作用。

  脾经和脾经上的穴位主要用于治疗腹胀、便溏、腹泻、胃脘痛、泛酸打嗝、身重无力、手脚冰凉等脾胃病，以及因脾虚而引起的妇科病等。

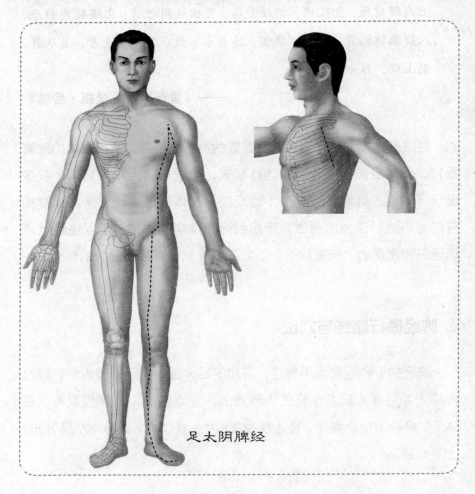

足太阴脾经

⊙ 脾不好，脾经最先做出反应

当人体内的气血产生了瘀滞，人就容易生病。而脾经属于阴经，与脏腑的关系尤为密切，当脾虚不能运化气血时，脾经上的气血流通出现了异常，人的身体就会出现相应的反应——大脚趾内侧、脚内缘、小腿、膝盖或者大腿内侧、腹股沟等经络路线上会出现发冷、酸、胀、麻、疼痛等不适感。

因为脾跟血相关，所以脾虚经常会引起小腹、腹股沟、大腿内侧等部位放射性疼痛，很多人出现这些问题会以为得了什么大病，其实，只要调好脾经，就能消除这些问题。

⊙ 敲打脾经，让气血活起来

《黄帝内经》里说"久坐伤肉""脾主肌肉"，伤肉就是伤脾。对于生活节奏快、工作紧张的人来说，基本上没有运动的时间，而且几乎是每天都在电脑前久坐，这使肌肉得不到锻炼，久了可耗损元气，引起脾虚。对于这种情况，可以通过敲打脾经来改善。

敲打脾经的方法如下：

1.盘腿坐在床上，左腿在下，右脚朝上，使右脚的内足弓、内脚踝、小腿内侧、大腿内侧都朝上，然后左手握空拳，沿着大腿内侧脾经循行的地方一路向足大趾内侧敲打。反复敲打10分钟，用同样的方法敲打左腿脾经。

2.敲打之后，用拇指指腹沿着足内侧至大腿内侧的方向慢慢向上推按，遇到比较酸痛或感到不顺畅、有结块的部位时，要以适当的力度按揉3~5分钟。大腿内侧肌肉较厚，可叠掌用掌根按揉。反复推按腿部 3~5 分钟，然后用同样的方法推按另外一条腿。

3. 将双手搓热，从两条腿的大腿根部，缓缓向上，经过腹部向胸口推按。来回推按 3~5 分钟。

脾经当令的时间是巳时，也就是上午的 9~11 点，人体的阳气正处于上升期，这时敲打脾经，疏通气血、平衡阴阳的效果最好。对于上班族来说，这个时间点正好在工作，可以趁工作累的时候进行。不过，在办公室里没有条件盘腿坐时，就需要改变一下敲打的方式，可以坐在椅子上，身体放松，左腿弯曲、膝盖与地面呈 90°，右腿搭在左腿膝盖上方，然后来回敲打脾经，左右交替进行。

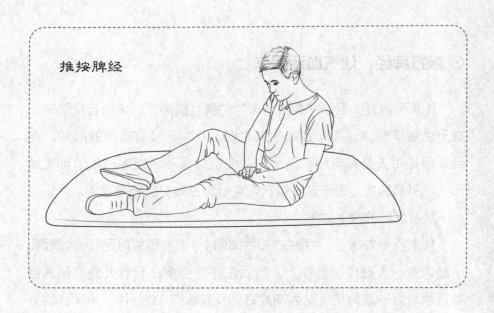

推按脾经

养好胃经，无病一身轻

> 胃足阳明之脉，起于鼻之交頞中，旁纳太阳之脉，下循鼻外，入上齿中，还出挟口环唇，下交承浆，却循颐后下廉，出大迎，循颊车，上耳前，过客主人，循发际，至额颅……
>
> ——《黄帝内经·灵枢·经脉》

《黄帝内经·素问·上古天真论》中说："五七，阳明脉衰，面始焦，发始堕。"阳明脉指的就是胃经，即足阳明胃经，意思是胃经经气一衰，人的面容就开始憔悴，头发开始脱落，逐渐走向衰老。可见，保养好胃经，不仅可以保健胃肠，还有助于缓解衰老。

⊙ 胃经循行路线与穴位

胃经是一条非常长的经脉，它从头走向足部，起于承泣穴，止于厉兑穴，分布于头面、前胸、颈、腿部、足背部，左右各有 45 个穴位。这些穴位是承泣穴、四白穴、巨髎穴、地仓穴、大迎穴、颊车穴、下关穴、头维穴、人迎穴、水突穴、气舍穴、缺盆穴、气户穴、库房穴、屋翳穴、膺窗穴、乳中穴、乳根穴、不容穴、承满穴、梁门穴、关门穴、太乙穴、滑肉门穴、天枢穴、外陵穴、大巨穴、水道穴、归来穴、气冲穴、髀关穴、伏兔穴、阴市穴、梁丘穴、犊鼻穴、足三里穴、上巨虚穴、条口穴、下巨虚穴、丰隆穴、解溪穴、冲阳穴、陷谷穴、内庭穴、厉兑穴。

　　胃经循行的路线涵盖了消化系统、神经系统、呼吸系统、循环系统，这些系统的疾病，如肠鸣腹胀、腹痛、胃痛、腹水、呕吐或消谷善饥、口渴、咽喉肿痛、鼻出血、发热等，都可以用胃经来调理和治疗。另外，适当刺激胃经，还可改善胸部、膝髌等胃经循行部位的疼痛症状。

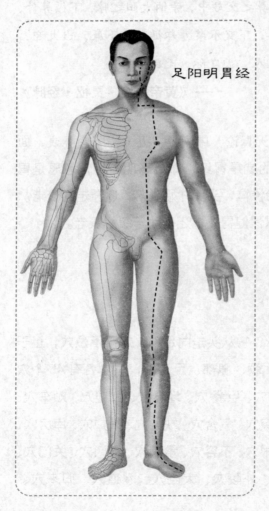

足阳明胃经

⊙ 这些症状，说明胃经出了问题

　　胃经在人体正前侧，从人的面部一直延伸到脚部，是一条多气多血的经脉。除了上面说到的，胃经衰，人的面容憔悴，头发开始脱落，胃经还走膝关节，所以如果膝关节疼痛、屈伸不利，则说明胃经瘀堵了，需要疏通。

　　另外，当人的消化系统出现障碍时，可出现身体倦怠、气短乏力、皮肤没有光泽、嘴唇干裂、口腔溃疡、精神不振、心烦失眠、腹胀、喉咙肿痛、腿脚发软等症，此时适当刺激胃经以及胃经上的穴位，能有效改善症状。

⊙ 经常敲打胃经，增强胃肠功能

适当刺激胃经和胃经上的重点穴位，可以充实胃经的经气，使与胃经相关的脏腑气血充盈、功能强健，而且有助于切断胃病发展的通路，在胃病未成气候前就把它扼杀掉。胃经位于人体的正前侧，用敲打的方法刺激它十分方便。

一、互动拳法敲胃经

坐在凳子上，自然放松，左手放在左腿大腿根上，右手握拳放在右腿大腿根上，然后左手来回搓左侧大腿，同时右拳以自己能耐受的力度来回敲打右侧大腿。反复敲打 10 遍后，左手变拳敲打，右手变掌来回搓按。

二、敲腿健肠胃

胃经循行的路线很长，其中就途经人体腿脚部位。腿脚离心脏最远，容易气血循环不佳，所以疏通胃经，敲打腿部再适合不过了。具体方法是从大腿前面的伏兔穴开始，沿经络向下敲打至解溪穴，每次敲打 15 遍，早晚各敲 1 次。

早晨 7~9 点是胃经经气最旺的时段，此时敲打胃经效果最好。不过，很多人都无法做到在这个时间段敲打胃经，其实，不论什么时间都可以敲打胃经，都能起到改善肠胃功能、强健脾胃的作用。

腹胀、胃口差，就找太白穴

脾出于隐白……注于太白，太白，腕骨之下也，为腧……

——《黄帝内经·灵枢·本输》

太白穴是脾经上的穴位，位于第1跖趾关节（足趾与足掌所构成的关节）后下方掌背交界线的凹陷处。

太白穴是脾经的原穴，原穴是本经经气的重要"输出地"，所以刺激太白穴可激发脾气，改善脾虚所致的全身乏力、食欲不佳、腹胀、大便溏稀等症。

刺激太白穴最简单的方法就是用手指按摩，每天晚上泡脚之后，用拇指指腹分别顺时针、逆时针按揉太白穴3~5分钟，可起到健脾和胃、清热化湿的功效。经常点揉太白穴还可控制血糖指数，双向调节人体血糖——高者可降，低者可升。

不论是按揉还是点揉太白穴，都要注意控制力度，以穴位处微微感到胀痛为度，不要太过用力。

太白穴位于足底，随时按揉不太现实，这时可采取敷贴的方法来刺激。取王不留行种子（药房有售）1粒，用药用胶布贴在穴位处即可。

有的人总是爱发脾气，有的女性还因为发脾气而出现月经不调的情况，其实这跟肝失疏泄、脾胃气机升降失常有关。这时，可将人参、三七打成粉，调成糊后敷贴在双脚的太白穴上，每天换 1 次药，可以起到补脾益肝的功效。

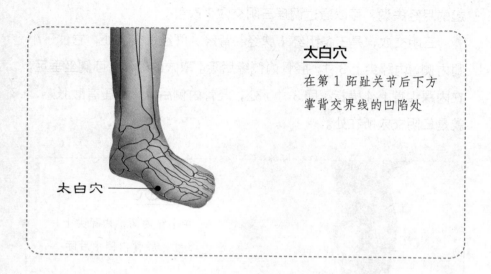

太白穴

在第 1 跖趾关节后下方
掌背交界线的凹陷处

太白穴 ——

脾虚月经不调，按三阴交穴就能解决

《黄帝内经》里将女性每个月的"老朋友"称为"月事"，"月"即月月来临的意思，当然这是建立在它守信的前提下。然而，现代女性的"老朋友"常常失约，有时候还"生闷气"，量变少，有的时候则"发火了"，量变多了。

引起月经不调的原因有很多，如过度节食、情绪异常、寒冷刺激、嗜烟嗜酒等，其实还有一种常见却为很多人忽视的原因，那就是脾虚。

中医认为，脾主运化、统血、输布水谷精微，为气血生化之源。

如果脾气虚弱，脾运化水谷的能力减弱，则会导致气血生化之源匮乏或致脾虚生痰，血液来源不足，从而引起月经失调。对于脾虚引起的月经失调，可以通过调理三阴交穴来改善。

三阴交穴，是三条阴经（脾经、肾经、肝经）交会处，它位于小腿内侧，内踝尖上3寸，胫骨内侧缘后际。取穴的时候，可侧坐垂足，在内踝尖直上4横指（即3寸）处，胫骨内侧后缘，按压有酸胀感，就是三阴交穴所在处。

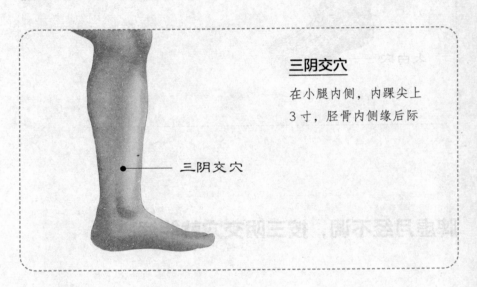

三阴交穴

在小腿内侧，内踝尖上3寸，胫骨内侧缘后际

三阴交穴

经常刺激三阴交，不仅可以健脾养血，而且能补益肝肾。肝藏血，肾是先天之本，三阴交穴也因此被视为养血、调理妇科的要穴，临床上常用它来调理脾虚所致的月经不调、痛经，脾胃湿热引起的白带异常等。

按摩三阴交穴最好配合泡脚。每天晚上睡前用温热水泡脚15~20分钟，擦干后，用拇指指腹着力于三阴交穴，呈45°向胫骨内侧面用力按压，感觉酸胀的时候再顺时针、逆时针分别按揉3~5分钟。

每天 1 次。也可以用拇指指腹从上到下推按三阴交穴。

也可以艾灸三阴交穴。艾本身性质温热，点燃后通过热的刺激，使身体气血流通，再加上艾叶通过穴位渗透进入身体发挥作用，可有效改善脾虚导致的月经不调、手脚无力、精神不振等。

艾灸三阴交的方法如下：

全身放松，坐在凳子上，屈曲一侧膝关节并将踝部置于另一侧大腿上；艾条点燃后放于穴位上方，距离皮肤 2~3 厘米进行熏灸，一般每次灸 10~15 分钟，两侧交替进行，以局部潮红为度。

如果你讨厌艾灸的烟熏味，可以选购无烟艾条；或者可以在厨房进行，打开抽油烟机，味就不会那么重了。

根据子午流注理论，每条经脉都有自己所主的时辰，脾经当令的时间是上午 9~11 点，肝经当令的时间是凌晨 1~3 点，肾经当令的时间是晚上的 17~19 点。三阴交穴正好是三条阴经交汇之处，因此在不同的时间刺激三阴交穴，补益的效果会有所不同。对于脾虚引起的各种症状，最好在脾经当令时按摩或艾灸三阴交穴，可以最大限度地发挥它健脾、养血的功效。

※ 特别提示 ※

不论是按摩还是艾灸三阴交穴，女性都要避开月经期。因为刺激三阴交穴可有效促进血液循环，使血液流动加快，容易导致月经量增多。孕妇更不能按摩或艾灸此穴。

脾虚月经量少，按摩血海穴打开血库

月经不调的表现各种各样，有的人月经量多、经期长，有的则月经量少、颜色淡……有的女性认为月经量少甚至不来月经倒是省去了麻烦，所以不加重视。有的则忙着各种补血，但这个补一定要补对了才行，其实很多时候月经量少，是跟脾虚脱不了干系的。

月经量过少多因血液生成不足所致，也就是血虚，而导致血虚的因素中，首先考虑的应为脾虚。脾胃是血液生化之源，脾胃受纳的水谷是化生血液的基本物质，若脾胃虚弱，不能运化水谷，自然就会导致血虚。脾虚不能给身体提供足够的养分，所以月经量过少的人也常伴有气短乏力、头晕耳鸣、面色黯淡无光等症状。

对于上述情况，可以经常按摩血海穴来改善。血海穴是脾经的一个普通腧穴，但按摩血海穴却有着意想不到的疗效，清代名医周树冬的《金针梅花诗钞》中就有记载："缘何血海动波澜，统血无权血妄行。"

血海穴是脾经所生之血的聚集处，它可以调配人体血液，把多余的血分配到少的地方去，把瘀滞的地方疏散开，所以经常按摩它，具有很好的调经养血作用。

血海穴位于大腿内侧，髌骨底内侧端上2寸，在股四头肌内侧头的隆起处。白天工作累的时候，用拇指分别按压双腿的血海穴3~5分钟，使血海穴的血液向四周运行，长期坚持，月经量少的问题自然就可以得到解决，而且也能促进腿部的血液循环，改善腿脚酸软无力、关节疼痛、膝盖冷痛等症。

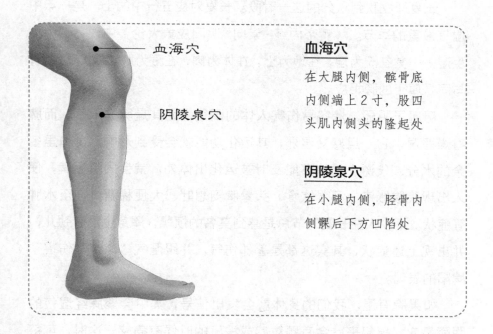

血海穴

阴陵泉穴

血海穴

在大腿内侧，髌骨底内侧端上 2 寸，股四头肌内侧头的隆起处

阴陵泉穴

在小腿内侧，胫骨内侧髁后下方凹陷处

长夏暑湿，阴陵泉穴让你清爽

阴陵泉穴在小腿内侧，在胫骨内侧髁后下方凹陷处（具体位置见上图）。取穴时，从膝关节内侧向下摸，至胫骨内侧髁下方，可以摸到一个凹陷，这个地方就是阴陵泉穴。它是脾经水湿之气聚合堆积的地方，经常刺激这个穴位，可健脾益气，促进脾运化水湿，治疗脾经湿滞所致的腹胀、腹泻、水肿、黄疸、小便不利等症。

⊙ 常按阴陵泉，让脾"清爽"起来

长夏即立秋到秋分的这一时段。长夏对应五行中的土，是一年中湿气最重的季节。《黄帝内经·素问·阴阳应象大论》中说："中央生湿……其在天为湿，在地为土，在体为肉，在藏为脾。"长夏属土，与同是属土的脾相应。

湿属于阴邪，最容易伤害人体的阳气，尤其是脾的阳气。而脾喜燥恶湿，它一旦感受湿邪，其运化功能就会受到影响。身体里多余的水分、代谢产物等不能及时被运化出体外，就会困阻于脾，使人出现脘腹胀满、不思饮食、头晕胸闷想吐、大便稀溏，甚至水肿等症状。不少人在长夏时节总是感到莫名的烦躁，浑身也没有劲儿，并出现上述症状，其实这都是暑邪伤气，并跟湿气"勾结"伤害了脾阳的表现。

如果脾有湿，我们的身体就会发出信号，其中会聚脾经湿气的阴陵泉穴，摸起来就会有颗粒感或按压的时候有痛感。这时，可每天按摩阴陵泉穴，将脾经的湿气疏散掉。每天空闲的时候，用双手拇指按压在两侧阴陵泉穴上，当感觉有酸痛感时，再分别沿顺时针、逆时针方向按揉穴位 3~5 分钟。按摩时要维持一定的力度，产生酸麻胀痛或热的感觉，以使刺激充分达到肌肉组织的深层。但也不要太过用力，以自己可以耐受为度，以免造成肌肉损伤。

⊙ 尿不尽，揉揉阴陵泉穴

小便不畅、尿不尽等问题也可以通过按摩阴陵泉穴来解决。中医认为，尿不尽多为脾胃亏虚、中气不足、气化失司所致，按摩阴陵泉穴可以补益中气，对治疗尿不尽有效。

每天早、晚用手掌来回搓擦阴陵泉穴，每次各 100~150 下。按摩时手法宜轻柔、均匀、和缓，力度以感觉舒适为佳。

胃痛、泛酸，有公孙穴

足太阴之别，名曰公孙。

——《黄帝内经·灵枢·经脉》

公孙穴是脾经上的络穴，位于足内侧缘，在第 1 跖骨基底的前下方。取穴的时候，用拇指触摸足弓骨后端下缘可触及一凹陷，按压有酸胀感，就是公孙穴所在处。

络穴可沟通表里两经，故有"一络通两经"之说，不仅能治本经病，也能治相表里的经脉的病证。公孙穴作为脾经的络穴，它归属于脾，联络于胃，又与胸腹部的冲脉相连，所以公孙穴具有治疗脾胃疾病和胸腹疾病的功效。胃痛、胃胀、泛酸、呕吐、腹泻、痢疾、心烦、失眠等，都可以用公孙穴来调理。

很多人经常饥一顿饱一顿，暴饮暴食，过量食用辛辣、肥甘厚腻的食物，经常应酬，嗜烟嗜酒等，都会伤害到脾胃，胃痛、泛酸是很常见的。经常胃痛、泛酸的人，除了要摈弃上面那些不好的饮食

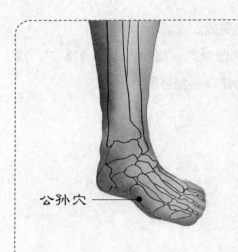

公孙穴

在足内侧缘，在第 1
跖骨基底的前下方

公孙穴 ———

习惯，平时，还可以通过刺激公孙穴来抑制胃酸的分泌，缓解胃痛、泛酸。方法如下：

每天晚上用温水泡脚 15~20 分钟，擦干双脚后，用拇指分别按摩双脚的公孙穴，先按压至感觉酸痛，然后沿顺时针、逆时针方向各按 3~5 分钟，再用拇指搓擦穴位至皮肤发红。

按摩公孙穴时，配中脘穴和内关穴，治疗胃痛效果更显著。中脘穴位于上腹部，前正中线上，在脐中上 4 寸，是健脾化湿、和胃降逆、止痛的常用穴，适用于胃痛、胃胀、呕吐、反胃、消化不良、肠鸣、泄泻等。内关穴位于前臂掌侧，腕横纹上 2 寸，掌长肌腱与桡侧腕屈肌腱之间，经常刺激它可和胃降逆、理气镇痛，胃痛的时候用指甲掐按内关穴，止痛效果明显。

各种脾胃问题，足三里穴都管用

足三里穴是胃经上的重要穴位，也是保健养生的重要穴位，古人有言"若要身体安，三里常不干"，意思是说经常艾灸足三里穴（灸出水泡），就能让身体保持健康。我们日常养生当然没必要灸出水疱，经常按一按效果也是不错的。

足三里穴位于小腿前外侧，在犊鼻下 3 寸，距胫骨前缘一横指。取穴的时候，先站立，然后弯腰，用同侧手张开虎口围住髌骨上外缘，其余四指向下，中指尖所指处即是。

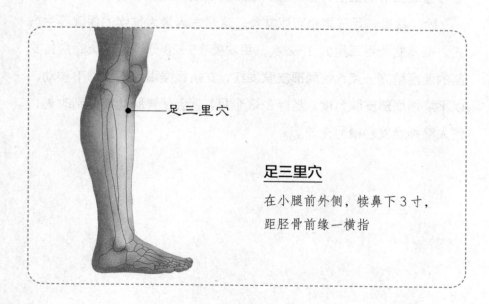

足三里穴

足三里穴

在小腿前外侧，犊鼻下 3 寸，
距胫骨前缘一横指

　　经常刺激足三里穴，可调理脾胃、补中益气、通经活络、疏风化湿、扶正祛邪，牙痛、头痛、神经痛、鼻部疾病、心脏病、食欲缺乏、便痢、腹部胀满、胃下垂、呕吐等疾病都可以用足三里穴来调理。

　　足三里穴的"里"通"理"，就是管理、调理的意思，"三里"指的是理上、理中、理下。胃处在腹部的上部，胃胀、胃脘疼痛的时候就要"理上"，按足三里穴的时候要同时往上方用力；腹部正中出现不适，就需要"理中"，需要往内按压；小腹在腹部的下部，小腹上的病痛，需要在按住足三里穴的同时往下方用力，这叫"理下"。中医里常用足三里穴来缓解痛经，子宫位于小腹，在按摩时需要"理下"，也就是按足三里穴时向下用力。

　　对于成年人来说，经常按摩或艾灸足三里穴可以起到调理脾胃、补中益气、通经活络等功效，它的作用就像老母鸡一样具有滋补作用。同样，对于孩子来说，足三里穴也是难得的"强壮穴"，经常按摩它可提高孩子的抵抗力，还能调理脾胃，改善腹痛、食欲缺乏等症。

　　除了按摩，足三里也可以艾灸，这是古人最为推崇的保健养生方式。每周艾灸足三里穴1~2次，每次灸15~20分钟，艾灸时应让艾条的温度稍高一点，使局部皮肤发红，艾条缓慢沿足三里上下移动，以不烧伤局部皮肤为度。坚持2~3个月，就会使胃肠功能得到改善，使人精神焕发、精力充沛。

气舍穴专治打嗝恶心

暴饮暴食之后，或者突然喝冷饮、吃刺激性食物，都可引起恶心、打嗝。在中医看来，胃气是以降为顺的，如果胃气不降反升，就会导致胃气上逆，出现恶心、打嗝等问题。对于这种情况，应理气和降，使胃气下降，恶心、打嗝等不适就自然消失了，气舍穴在这方面是很有效的。

气舍穴是胃经上的主要穴位之一，位于颈部，在锁骨内侧端的上缘，胸锁乳突肌的胸骨头与锁骨头之间。取穴的时候，用力侧转头，胸锁乳突肌在颈部明显隆起，在胸锁乳突肌的胸骨头、锁骨头和锁骨根部围成的凹陷中按压有痛感，这个凹陷处就是气舍穴（具体位置见下页图）。当感觉恶心或出现打嗝现象时，可刺激气舍穴来缓解，方法如下：

吐气，同时用拇指指腹按压气舍穴 6 秒钟，然后保持按压的姿势和力度，张嘴说"啊——"。按压穴位的时候要稍微用力一些，以感觉酸痛为度。

气舍穴不仅可以治疗恶心、打嗝等脾胃问题，它还有清咽利肺的作用，慢性咽炎、扁桃体炎、支气管炎、哮喘等，都可按摩气舍穴来缓解。

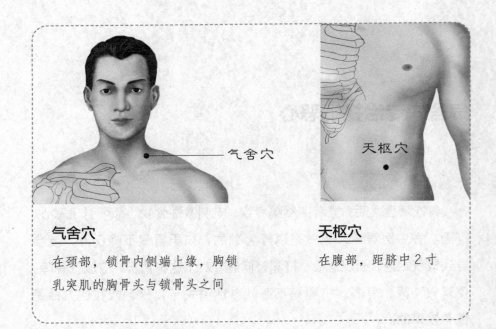

气舍穴

在颈部，锁骨内侧端上缘，胸锁
乳突肌的胸骨头与锁骨头之间

天枢穴

在腹部，距脐中 2 寸

常按天枢穴，轻松摆脱便秘

　　天枢穴位于腹中部，距脐中 2 寸。取穴时，自肚脐中点旁开 2 寸
处就是（具体位置见上图）。

　　天枢穴属于胃经，也是大肠经的募穴，是胃气出入的门户，也是
大肠经气血的来源。《古法新解会元针灸学》中对这个穴位的名称
做了解释：天枢，天是上部之气，枢是枢纽，负责转输，可以上通
肺金转浊气出肠。谷门，是水谷消化津液出入之门。由此不难看出，
天枢穴能沟通胸腹之气运行，有疏通、调理胃肠腑气的作用，可以
治疗腹胀、腹泻、腹痛、便秘、消化不良等胃肠病症。此外，天枢

穴还有活血祛瘀的作用，可改善月经不调、痛经等。

⊙ 艾灸天枢穴，改善消化问题

用来强健脏腑功能，改善消化问题，可以艾灸天枢穴。方法如下：

将艾条点燃，放在距离穴位皮肤2厘米左右的地方熏灸，每次10~15分钟，以局部皮肤潮红为宜，每天1次或隔天1次。

经常吃寒凉食物，或者穿露脐装，都容易使寒邪侵入胃肠，扰乱胃肠功能，使人出现腹泻。这时可采用隔姜灸天枢穴的方法，将姜、艾的温热通过天枢穴渗透到人体内，并作用于天枢穴，以祛寒止痛、调理胃肠功能，从而缓解腹泻。隔姜灸天枢穴的方法如下：

取仰卧位，先在穴位皮肤上涂少许跌打万花油，然后用针将一厚约0.5厘米的薄姜片扎上数个小孔后放置在穴位上，再用炷底直径约1.5厘米、炷高约2厘米的艾炷放在姜片上施灸，当局部感到微微灼痛时立即将艾炷移开灸第2壮，连灸5壮，每天或隔天1次。

⊙ 按摩天枢穴，缓解便秘

便秘不仅仅是肠道的问题，其带来的烦恼也很多，如腹胀、口臭、痘痘、口腔溃疡、皮肤干燥粗糙等。天枢穴是调理肠胃的好帮手，经常按摩可以促进胃肠蠕动，增强胃肠动力，缓解便秘、腹胀，对于上述症状也有很好的调理效果。

按摩天枢穴时，将一手拇指或食指指腹放在天枢穴上，连续做点、按、揉的动作1~2分钟，使腹部产生酸麻胀重和走窜等得气的感觉，然后逐渐放松5秒，再逐渐用力点、按、揉穴位，如此循环持续5~8次，每天 1~2 次。

在按摩天枢穴时，配大横穴，治疗便秘的效果更显著。大横穴位于腹中部，距脐中 4 寸，也就是天枢穴再向外 2 寸。

将双手手掌搓热，然后放在肚脐旁边，使手掌覆盖在天枢穴、大横穴上，然后从上到下搓擦至皮肤发红。要注意搓擦的力度，避免将皮肤擦伤。

在用天枢穴调理胃肠的同时，饮食上也要注意避免食用寒凉、辛辣刺激及油腻或不易消化的食物。还要注意腹部的保暖，腹部受凉会影响到疗效。

脾好不好，摸摸脾俞穴就知道

在人体数百个穴位中，有一类特殊的穴位——背俞穴。背俞穴是是脏腑经气输注于背部的俞穴，与脏腑对应。《黄帝内经·灵枢·背俞》中说："则欲得而验之，按其处，应在中而痛解，乃其俞也。"脏腑有病，通常会在背俞穴上出现反应，按压背俞穴可协助诊断、治疗脏腑疾病。

与脾相对应的背俞穴即脾俞穴，它位于第 11 胸椎棘突下旁开 1.5 寸。经常刺激脾俞穴，可起到健脾和胃、利湿升清的作用，胃病、呕吐、消化不良、痢疾、贫血等与脾胃有关的病症都可以用脾俞穴来调治。

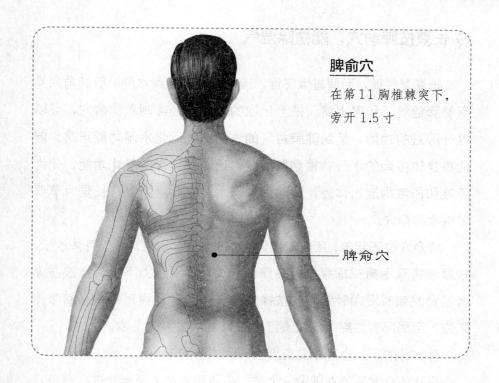

脾俞穴

在第 11 胸椎棘突下，
旁开 1.5 寸

脾俞穴

⊙ 摸摸脾俞穴，脾的健康状况早知道

背俞穴是联系内外的枢纽，是反映人体脏腑是否健康的窗户。有些疾病可以通过背俞穴的压痛、过敏、隆起、肿胀、硬结等变化反应出来，所以观察背俞穴可协助诊断疾病。

脾出现了问题，脾俞穴会给身体发出信号，例如脾俞穴处皮肤凹陷，或者按压时绵软，多是脾气虚证的反映；如果脾俞穴处有条索状，按压时有痛感，人通常有头晕、失眠、乏力、健忘、烦躁、食欲缺乏、便溏、水肿等症；如果下肢内侧红肿、行走困难或大趾活动不利，脾俞穴处可出现棱状结节并伴有显著压痛等。

⊙ 长夏按脾俞穴，能祛除湿气

长夏湿气重，而脾喜燥恶湿，湿气困脾可导致水肿。而脾俞穴具有健脾益气、和胃止痛、祛湿化浊的功效，经常刺激脾俞穴，可以提升脾脏的功能，起到健脾益气的作用。脾运化水湿功能正常，就能将身体多余的水分转输到肺和肾，通过肺、肾的气化功能，化为汗液和尿液排泄出体外，湿浊消散，水肿自除。所以，长夏时节要多按摩脾俞穴。

脾俞穴位于背部，所以需要请人帮助按摩。趴在床上，身体放松，按摩者将双手拇指指腹放置在脾俞穴上，逐渐用力下压，当被按摩者感觉酸痛时沿顺时针方向按揉穴位 3~5 分钟，再用手掌来回摩擦穴位，至局部有热感、皮肤潮红。每天 1 次或隔天 1 次。

有水肿的人，也可以艾灸脾俞穴。方法如下：

将艾条点燃后放在脾俞穴上方，在距离穴位 2 厘米处进行熏灸，一般每次灸 10~15 分钟，两侧交替进行，以局部潮红为度。每周 2~3 次。

在用脾俞穴调理脾胃功能时，注意饮食配合，可多吃有健脾利湿作用的食物，如红豆、薏苡仁、冬瓜、白扁豆、鲫鱼等。同时，要避免吃寒凉的食物，以免损伤脾胃功能，加重体内水湿。

胃寒的人，试试艾灸胃俞穴

　　胃俞穴是胃的经气输注于背部之处，也就是胃在背部的俞穴。胃俞穴内通胃腑，胃腑的湿热水气由此外输膀胱经，所以胃俞穴也是胃的排毒通道。经常刺激胃俞穴，可以增强胃肠功能，促进胃酸分泌，改善胃肠疾病。

　　胃俞穴位于人体背部，在第12胸椎棘突下，旁开1.5寸。当胃腑出现病变时，胃俞穴也不好受，它会给身体发出相应的信号。如胃俞穴处可触及条索状结节、棱状结节，按压时痛感明显等；如果不加以调理，慢慢地，就会出现食欲下降、呕吐、胃痛、腹胀等明显表现。

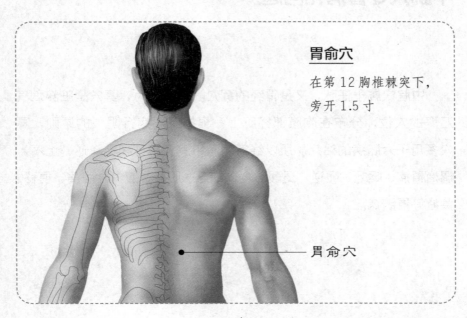

胃俞穴

在第12胸椎棘突下，旁开1.5寸

胃俞穴

生冷的食物吃多了，或者腹部受寒，都可使阴寒黏滞胃腑，导致胃寒。胃寒的人经常胃脘疼痛，要用热水袋敷腹部或者喝温热的水，才会缓解一下。想要彻底改善胃寒的问题，可用艾灸胃俞穴的方法。

将艾条点燃，在距离胃俞穴2厘米左右处，灸10~15分钟，每天1次或隔天1次。

也可以采取隔姜灸，即将姜切成薄片，用针扎上几个小孔，自己趴在床上，请人帮忙将姜片放在胃俞穴上，然后点燃艾炷并放在姜片上，当感觉灼热时换新的艾炷，每次艾灸3~5壮（一壮即一炷），隔天1次。用隔姜灸的方法，可以起到显著的温胃散寒的作用，因为姜、艾的温热慢慢渗透，效果要比用艾条直接灸要明显一些。

中脘穴专管消化问题

中脘穴属于任脉，又是胃经的募穴。中医认为，募穴是脏腑之气汇聚的穴位，分布在胸腹部经脉上；根据"阳病行阴"的原则，募穴多用于六腑病的治疗。所以经常刺激中脘穴，可和胃降逆、止痛，调治胃痛、呕吐、呃逆、泛酸、食欲缺乏、腹胀、腹泻、腹痛、便秘、黄疸等胃腑病。

⊙ 常按中脘穴，和胃助睡眠

《黄帝内经·素问·逆调论》中说："胃不和则卧不安，此之谓也。"脾胃居中焦，是人体气机升降的枢纽，如果饮食不节，损伤脾胃，则聚湿成痰或宿食停滞，壅遏中焦，浊气不降，上扰心神，就会出现"卧不安"的情况。中脘穴是胃经的募穴，经常按摩它，可和胃降逆，缓解失眠症状。方法如下：

一手掌根放在中脘穴上，另一手覆于其上协助用力，缓慢加压，以使局部感到明显酸胀痛感、但能够耐受为度，保持10秒钟，然后放松5秒，再继续按压，按压时间为2~3分钟，最后用掌根轻揉中脘穴2~3分钟。

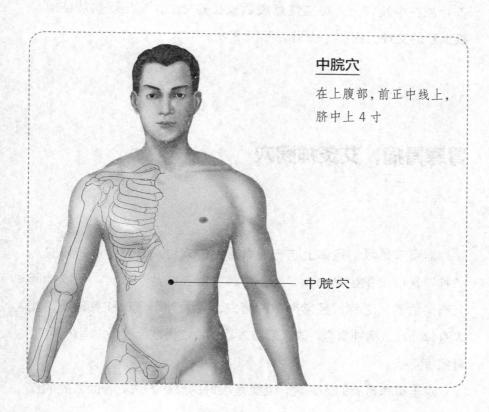

中脘穴

在上腹部，前正中线上，脐中上4寸

中脘穴

⊙ 艾灸中脘穴治胃寒

艾灸中脘穴有散寒止痛的效果，胃寒的人可用这个方法来改善胃寒、缓解疼痛。艾灸中脘穴有两种方式：

一、雀啄灸

将艾条点燃后放于中脘穴上方，在施灸部位上进行一上一下的熏灸，使局部有温热感而无灼痛为宜，一般每次灸 10~15 分钟，以局部潮红为度。每天或隔天 1 次。

二、隔姜灸

将鲜生姜切成 3~4 毫米厚的片，用针孔点刺许多小孔，然后将姜片放在中脘穴上；将艾炷点燃后放在姜片上，当出现灼热感时，换上新的艾炷。每次 3~5 壮，隔天 1 次。

胃寒胃痛，艾灸神阙穴

神阙穴是我们身体上唯一能看得见的穴位，它位于肚脐中央。"神"是心灵的生命力，"阙"是君主所在城池的大门，所以神阙又有"命蒂"之称，经常刺激神阙穴，可大补阳气、和胃理肠，使人身体强壮、精神奕奕，改善四肢发凉怕冷、胃寒、腹泻、消化不良、胃痛等症状。

对于胃寒胃痛的人来说，艾灸是很好的改善方法。神阙穴处的皮

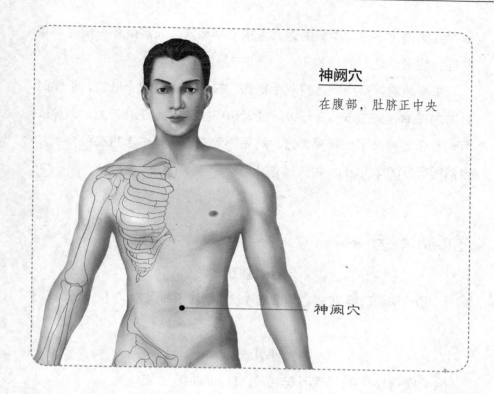

神阙穴

在腹部，肚脐正中央

神阙穴

肤很薄，艾灸的时候药物和艾的温热可很好地渗入人的体内，从而起到散寒止痛的作用。艾灸神阙穴的方法有两种。

一、艾条灸

将艾条点燃，在距离肚脐 2 厘米左右的地方，对着肚脐艾灸 10 分钟左右。每天 1 次或隔天 1 次。

二、隔盐灸

取少量食盐放在脐窝，上面放钱币大小的生姜片，再将艾炷点燃并放在姜片上，当感觉温热时换新的艾炷，一次 5 壮。隔天 1 次。

艾灸神阙穴时要小心，因为神阙穴部位的皮肤特别薄，很容易受伤，所以一定要注意控制好温度和时间，以防烫伤。

　　经常消化不良、腹胀的人，可按摩神阙穴，长期坚持可增强脾胃功能，促进消化。方法如下：

　　每晚睡前排空小便，将双手搓热，左下右上叠放于肚脐，沿顺时针方向按摩神阙穴 5~10 分钟。或者用中指隔衣压在肚脐上，力度以有一定压迫感又不太难受为宜，然后排除杂念，集中思想在肚脐上，自然呼吸 100 次以上。每天睡前 1 次。

治病小验方

小儿腹泻

　　取云南白药用 75% 酒精调成糊状，贴敷于神阙穴，24 小时换药 1 次。

小儿遗尿

　　用醋调桂枝末，贴敷于神阙穴，24 小时换药 1 次。

虚寒痛经

　　用艾叶、小茴香、桂枝、香附、干姜研成末，然后填在肚脐里，贴上医用胶布，24 小时更换 1 次。

每个人都能用的
健脾养胃小妙招

"脾虚失健，诸症丛生。"脾胃疾病大都是慢性病，往往被忽略。除了有目的地进行饮食调养，注意生活中一些小细节，也能为我们的脾胃健康加分，且无需花费更多时间。

3个小动作，让脾胃功能倍增

《黄帝内经》中说，脾主四肢，四肢就是手和脚，每天动动手脚，能促进血液循环，促进脾经气血的流注，可以激发脾胃之气，加强脾胃的防御能力，避免某些常见症状的发生。

一、摇摆双臂

自然站立，手脚与肩同宽，手臂向上举，双臂向一个方向摇摆。手臂摆向左侧时，头部要缓慢地向左侧转动至最大程度，停留数秒，使意念从胸到左脚；然后手臂摆向右侧，头也向右，意念从胸到右足。反复做30次。

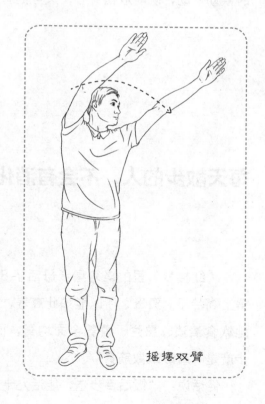

摇摆双臂

201

二、擦腿运动

自然站立，身体放松，双手掌心向后，俯身上下来回擦小腿肚 3 次，再双手掌心向前，俯身擦小腿前侧 3 次。反复做 10 遍。

三、抖手脚

自然站立，身体放松，然后手脚抖动 3~5 分钟。抖动时要注意幅度，以自己觉得身体震颤但又不头晕为宜。在抖动手脚的同时，可以配合踮脚尖、踢腿等动作，使腿脚得到充分的活动，以健运脾、胃二经。

长期久坐可伤肉伤脾，使人脾胃功能下降，而上述动动手脚的小动作可使脾经、胃经气血流通。经常坐着工作的人，可在工作累的时候动一动，既能放松身心，又可健脾益胃。

每天散步的人，不会有消化问题

《红楼梦》里的老寿星贾母活了 83 岁，这个年龄在当时绝对称得上高龄了。贾母之所以能如此高寿，跟她的养生之道有很大关系。她饮食清淡、熟烂、营养全面均衡，而且喜欢散步，在她看来，散步就是"疏散疏散筋骨"。

俗话说："饭后百步走，能活九十九。"散步是一项有益身心的运动。经常散步，可以健运四肢，调理脏腑功能。《黄帝内经》里说：

"脾主肌肉、四肢"，所以经常散步也能健脾胃。从西医的角度来看，散步可以促进消化腺的分泌，加强胃肠蠕动，提高消化吸收能力，防止消化不良、便秘、腹胀等胃肠问题的发生，从而起到养护脾胃的目的。

散步不分性别、年龄，大多数人都适用。但是，散步时也要考虑每个人的具体情况以及环境因素，以达到更好的锻炼效果。

一、散步要控制好运动量

散步可快可慢，一般来说，快步走（步速5千米/小时左右）适合年轻人；老年人步幅在50~60厘米，步速在1.5~1.8千米/小时比较合适，即每分钟走25~30米。

散步应量力而行，循序渐进，例如在状态好的情况下，原先每天走30分钟的则可多走10~20分钟；原先用15分钟走完的路程，这时可以稍微加快速度，用12分钟走完。如果状态不佳，则要相应地减少散步的时间，降低散步的速度，运动量以微微出汗为宜，如果大汗淋漓、上气不接下气则是运动过量了，必须调整。

散步并不是指一直都走着，可在中间停下来，找个空地做一些体操，压压腿，或者用路边的健身器材活动一下，既能调节心率、运动强度，还能兼顾上肢及全身多个关节的运动。

散步时，姿势也要对，要抬头挺胸，微微收腹收臀，肩膀放松，手臂自然下垂并随着步伐自然摆动。走路的时候，脚跟要先着地，然后再过渡到前脚掌。

二、散步也要注意安全

散步要远离空气污染严重的地区和时间段，最好选择操场、树林、小区花园等人少安静、空气清新的地方；清晨污染重，应在太阳出来以后再散步，雾霾天不宜出门散步。

鞋底薄走路硌脚，鞋底硬走路会累，太窄的鞋会挤脚，甚至造成运动伤害，所以出门散步前，要穿上一双鞋底较软、较厚的运动鞋。老年人散步时最好有人陪同，要尽量走平路或缓坡，少走台阶和坑坑洼洼的路，以免对关节造成损伤。

不要盲目效仿他人倒着走。虽然倒着走可以锻炼腰部力量，但不适合所有人，尤其是行动不太方便的老年人。另外，在坡道、道路不平整的地方也都不宜倒着走。

三、饭后 30 分钟再散步

饭后散步要在吃完饭 30 分钟后进行，以免血液从胃肠过多地跑到肢体，影响消化和吸收。特别是心血管不好或胃下垂的患者，千万不要吃完饭立刻走。

四、不能用跑步机代替户外散步

散步时，我们可根据体力调整速度和强度，而跑步机则要求人必须跟上机器的节奏，一旦体力不支，很容易发生意外。所以老年人要避免用跑步机，体力比较好的年轻人在使用跑步机时要根据身体情况选择合适的速度。

没事常慢跑，不用进药房

慢跑是最常见的运动方式之一，坚持适当的慢跑，可增强腿力，对全身肌肉尤其是对下肢的关节、肌肉有明显的锻炼效果。慢跑还能加快新陈代谢，促进胃肠蠕动，增强消化能力。所以，慢跑是脾胃不好的人可常用的养生保健方法。

⊙ 姿势不对，慢跑还会伤身体

慢跑看起来简单，但如果姿势不当，不仅达不到理想的健身效果，还有可能给身体带来损害。慢跑的正确姿势为：跑步时，身体要稍微前倾，一条腿后蹬时，另一条腿屈膝前摆，小腿自然放松，依靠大腿的前摆动作，带动髋部向前上方摆出；然后脚跟先着地，并迅速过渡到全脚掌着地；同时，手臂保持肘部弯曲约90°，自然向上或向下摆动，手肘向上摆动时要到与胸齐平的位置，向下摆动时要带到腰带位置。

需要注意的是，有的人慢跑时刻意抬高膝盖，其实不必这样做，膝盖抬起的高度以自己觉得舒适即可，刻意抬高对膝关节不利。

⊙ 慢跑要循序渐进

刚开始进行慢跑时，每次不要超过 15 分钟，在 1 个月内逐渐提升到每次跑 20 分钟。如果跑步中间觉得累，可以放慢速度走一走，但不要立即停下来。

进行慢跑的时间以清晨和傍晚 5~6 点为最佳，其他时间也可以进行慢跑，只要时间、天气、身体等因素允许即可。

⊙ 掌控好慢跑的节奏

慢跑时，要全身放松，并配合适当的呼吸。可每跑两步一呼、两步一吸，也可以三步一呼、三步一吸，吸气时鼓腹，呼气时收腹，这样能锻炼脾胃，促进胃肠蠕动。而且匀速而有节律的呼吸可使人保持较好的速度，跑起来也不会觉得太累。

慢跑的速度因人而异，只要自己不觉得累即可，一般每天跑 30 分钟左右，长期坚持即可达到保健身体的目的。如果在慢跑后感到食欲缺乏、疲乏倦怠、头晕心慌，就可能是运动量过大了，必须加以调整。

⊙ 不宜跑步的情况

因为跑步有可能触发潜在的疾病。例如，有的老年人患有胆结石病，可从未发过病，但慢跑后也有可能使位于胆囊底的结石震落到胆囊颈部引起绞痛；有心脏疾病的人不宜跑步；过于肥胖者也不宜跑步，否则会对关节造成损伤。

动动脚趾头，坐着就能养脾胃

人体的五脏六腑在脚上都有相应的反射区，而且有 6 条经络就起于或经过足部，所以刺激足部是非常好的保健方式。

对于养脾胃来说，刺激足部也是不容错过的。有一个很简单的小动作，那就是经常动动脚趾头。因为，与脾相应的足太阴脾经就是起始于足的大趾内侧端，沿着内侧往上走的，而与胃相应的足阳明胃经则经过脚的第 2 趾和第 3 趾之间。所以经常动动脚趾头，就等同于按摩了脾经、胃经，能促进二经气血流通，起到增强脾胃功能的作用。

脚趾头运动随时随地都可以进行，例如坐着的时候，不论是在工作还是休息，都可以练习脚趾抓地：将双脚放平，连续做脚趾抓地动作 100 次左右。也可以在每天晚上用热水泡脚之后，反复将脚趾往上扳或往下扳，同时配合按摩第 2 和第 3 脚趾趾缝间的内庭穴，可以起到调理消化不良、口臭、便秘等症的作用。

用食指、中指夹按脚趾，或者用拇指、食指逐个揉捏脚趾，顺着脚趾的方向（向脚趾方向）按摩，可清胃火，缓解胃热引起的便秘、口臭、口干、口渴等症；逆着脚趾的方向（向脚背方向）按摩，可强健脾胃，缓解腹泻。

另外，锻炼脚趾，还可以练习用第 2 趾和第 3 趾夹圆珠笔、小物品等，长期坚持，可对脾经、胃经形成刺激，胃肠功能也会逐渐增强。

肩膀也与脾胃有关系

肩膀看起来好像跟脾胃没什么关系，但实际上它是中焦气血流通的枢纽。在我们的肩部，有两个极为重要的穴位：一个是百劳穴，在大椎穴直上 2 寸，后正中线旁开 1 寸；一个是膏肓穴，在第 4 胸椎棘突下旁开 3 寸。这两个穴位是三焦气血出入的要道，要想心肺、脾胃等三焦部位的气血通畅，就要打通这两个关窍。

现代人整天面对电脑工作，经常一整天就一个姿势，很少运动，保持后背蜷缩的姿势时间太久，这两个穴位会被封藏起来，长期封藏可导致气血瘀滞，影响脾胃等三焦的气血流通与气机升降。要改变这种状况，可以经常松动肩部，使这两个穴位的气血流动起来，三焦的气血通畅了，脾胃功能也就能保持正常。

明代李梴的《医学入门》中，记载有"开关法"和"启脾法"，可谓是松肩的鼻祖，流传至今被改良成一套完备的松肩操，目的就是打开肩部的涩滞，刺激穴位，恢复气血流通。方法如下：

一、"∞"字摇肩

自然站立，双手交叉抱胸，左右转圈摇摆，使肘尖的轨迹呈"∞"字形，大约摇摆 100 次。

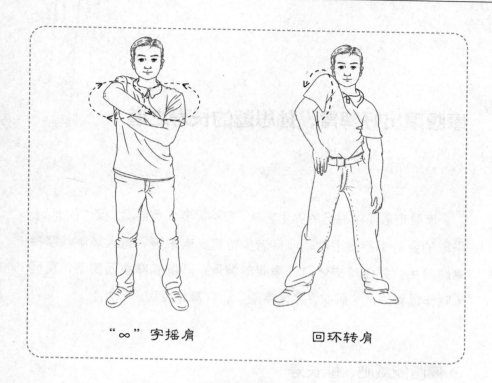

"∞"字摇肩　　　　　　回环转肩

二、回环转肩

双手自然下垂，手指自然伸直，肩膀用力由后向前（即后→上→前→下→后的顺序）转圈 100 次；之后由前向后（即后→下→前→上→后的顺序）转圈 100 次。

三、甩手开肩

走路的时候，双手随步伐前后摆动，就像"齐步走"一样。手摆动的水平高度在肚脐和胸之间。

这套简单的松肩操，通过抱胸，把肩胛骨拉开，使膏肓穴暴露，然后肩膀左右摇摆、前后运动，可对膏肓穴、百劳穴等形成拉扯和刺激，促使其气血运行，从而起到改善肩部肌肉酸痛、预防和缓解颈椎病，以及促进脾胃气血循环的目的。

摩腹摩出好脾胃，孙思邈的长寿之道

摩腹是最简单易行的养生方法，它不需要任何器具，操作的时间、采取的姿势都不受限制，而且老少皆宜。南宋著名诗人陆游就坚持摩腹养生，并作诗描述自己摩腹的情景："解衣摩腹西窗下，莫怪人嘲作饭囊"，"解衣许我闲摩腹"，"摩挲便腹一欣然"。

⊙ 摩腹能减肥、能长寿

唐代名医孙思邈说："腹宜常摩，可祛百病。"中医认为，腹部为"五脏六腑之宫城，阴阳气血之发源"，脾为五脏之一，胃为六腑之一，它们都居于腹内，所以经常按摩腹部可强健脾胃功能，使脾胃受纳腐熟、运化有常。孙思邈活到 101 岁无疾而终，这恐怕与他自己常摩腹也是分不开的。

对于女性来说，摩腹还是一个不花钱不受罪的减肥好方法。脾主运化，如果脾气虚弱则脾运化失常，水谷精微不能很好地输布全身而致痰、水、湿瘀积聚于小腹部，从而引发腹部肥胖。腹部是脾经、肝经、肾经循行的必经之地，摩腹可以调节肝、脾、肾，三脏功能正常，则人体水湿代谢会逐渐恢复平衡，水谷精微得到输布，痰、水、湿等瘀积就会自行消散，腹部肥胖就可以慢慢减下去了。

⊙ 缓摩为补，急摩为泻

摩腹的方法很简单：将双手搓热，将手掌放在肚脐周围，以肚脐为中心，按照顺时针或逆时针方向盘旋围绕按摩腹部，同时保持呼吸平稳，按摩右上半圈时吸气，按摩左下半圈时呼气。坚持每天摩腹，每次20~30分钟，你会收到意想不到的效果。最好是躺着做。

中医按摩讲究手法，同样的穴位或部位，如果手法轻重、按摩的方向等稍微不同，所起到的功效就大不相同。例如摩腹，由于腹部右侧是升结肠，左边是降结肠，所以顺时针按摩是依照排泄的流向，帮助肠蠕动，缓解便秘；逆时针按摩则是制止食物下降、外泄，缓解腹泻。

摩腹法
双手搓热，手掌放在肚脐周
围，以肚脐为中心按摩腹部，
同时保持呼吸平稳

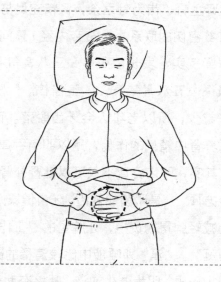

※ 特别提示 ※

如果腹部皮肤有创伤，或者出现化脓性感染，或者腹内器官有急性炎症，则不宜摩腹，以免炎症扩散。

叩齿咽津——流传千年的健脾强肾法

　　叩齿吞津自古就被视为强健筋骨、延年益寿的养生术，如唐代名医孙思邈就主张"清晨叩齿三百下"，宋代文豪苏东坡也有叩齿健身的习惯："一过半夜，披上上衣面朝东南，盘腿而坐，叩齿三十六遍。"

　　肾主骨，齿为骨之余，肾精充足与否与牙齿的生理功能、病理变化有着密切的联系。《黄帝内经·素问·上古天真论》中说："丈夫八岁肾气实，发长齿更……三八肾气平均，筋骨劲强，故真牙生而长极……五八肾气衰，发堕齿槁。"随着年龄的增长，人的肾精会越来越少，所以老年人会牙齿脱落。而叩齿能健齿、充肾精，吞津有滋养肾中精气的作用，所以叩齿吞津被视为健肾"名方"。

　　其实，叩齿吞津不仅可以健肾补肾，还能健脾养胃，主要体现在两个方面：一是叩齿能健齿，牙齿健康则吃东西的时候食物能被嚼细，从而减轻脾胃的负担，让脾胃的"工作"变得轻松一些；二是脾"在液为涎"，"涎"即唾液中比较清稀的部分，有帮助食物消化的功能。脾胃相表里，叩齿催生津液，咽之有助于增强脾胃腐熟、运化的功能。所以，脾胃不好，消化功能差，经常腹胀、便秘的人不妨常叩齿咽津。叩齿咽津的方法如下：

　　1.盘腿坐在床上，摒弃杂念，全身放松，口唇微闭，使心神合一，闭上眼睛，然后上下牙齿有节奏地相互叩击。力度要根据牙齿的健康程度量力而行，一般以感觉牙齿微震、牙根胀麻为度，患有牙科疾病的人叩齿时要注意控制力度，以免牙齿进一步损伤。刚开始叩齿时，可轻叩 20 次左右，随着练习的不断进展，可逐渐增加叩齿的次数和力度，一般以 36 次为佳。这是一次叩齿过程。

2.叩齿后,用舌头在口腔内贴着上下牙床、牙面,柔和自然地搅动,先上后下、先内后外搅动 36 次，当感觉有津液产生时，不要咽下，继续搅动，等唾液渐渐增多后，以舌抵上腭部以聚集唾液，鼓腮用唾液含漱数次，最后分 3 次慢慢咽下。搅舌、鼓漱时舌尖要紧压牙根部，速度不宜太快，用力要适当均匀，缓慢而周到。

叩齿咽津最好在早上起床时进行，因为人经过一夜休息，牙齿会有些松动，此时叩齿既巩固了牙龈和牙周组织，又兴奋了牙神经、血管和牙髓细胞，对牙齿健康大有好处，而且吞咽的津液有濡润胃肠的作用，可增强胃肠动力，促进消化。

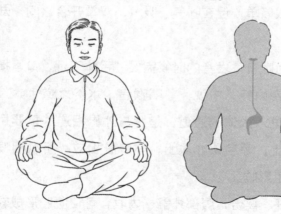

※ 特别提示 ※

如口腔有溃疡或口舌糜烂，可暂停数日，待口腔炎症痊愈后再施此法。咽津前，如果口中唾液分泌过多影响其他动作进行，可将唾液部分咽下，不可吐掉。

练习"呼"字诀，呼出脾胃浊气

"嘘、呵、呼、咽、吹、嘻"六字诀是我国古代流传下来的一种养生方法，它通过呼吸导引，充分诱发和调动脏腑的潜在能力，以强化脏腑功能、抵抗疾病的侵袭。其中，常练"呼字诀"对应脾，经常练习有助于呼出脾胃浊气。

练习呼字诀时，口吐"呼"字时，双掌外撑，腹部外舒；吸气时，双掌里合，腹部放松内收。

呼字诀看起来很简单，但在呼气、吸气、双掌开合之间，却暗藏玄机：

首先，呼字诀为喉音，发音的时候需要"舌体下沉，口唇撮圆，正对咽喉"。《黄帝内经》中说："咽喉者，水谷之道也。"咽喉是外界水谷、气体进入人体的通道，是脾与外界相连的重要桥梁。且"喉音"五行属土，呼字诀亦属土，与脾脏相应，所以咽喉振动发音能够对脾脏产生影响。

其次，手掌外开、离合，腹部外舒、内收，可使腹腔形成较大幅度的舒缩运动，从而促进肠胃蠕动、调脾和胃。

另外，在手掌开合时配合的呼吸方法，既增进了呼浊吸清的效果，又增大了对脾胃的内压力和蠕动，能起到健脾和胃、消食导滞的作用。

呼字诀随时随地都可以进行，也不用拘泥于次数。但是，如果在练习的过程中出现虚汗、心悸、头晕等现象，则要立即停止。

笑口常开的人脾胃好

情绪是影响身体健康不可忽视的因素，不良情绪往往会给健康惹来祸端，如影响肝的疏泄功能，使肝气失去约束而变得横冲直撞，继而影响脾胃气机的升降，出现食欲缺乏、嗳气、呕吐等不适。

研究发现，不同的情绪对胃肠的影响也不尽相同，如当人生气、愤怒或焦虑时，可使胃部充血而分泌过多的胃酸，而胃酸具有刺激性，可对娇嫩的胃肠黏膜造成刺激；当人感到悲伤、沮丧或忧郁时，容易使胃液分泌不足，从而影响到胃的活力，使人出现消化不良、腹胀、便秘等不适。所以，为了让脾胃变得更加坚强，我们应当笑口常开。

笑是天然良药，经常笑的人脾胃好，不容易生病。因为笑能使呼吸运动加深，调理肺、脾、胃等气机的升降；笑能使胃体积缩小，胃壁张力加大，消化液增多，从而增进食欲；笑能使大量肌肉得到运动，而"脾主肌肉"，所以笑有健脾养胃的作用。脾胃不好的人每天笑一笑，对改善食欲缺乏、便秘、消化不良等胃肠问题是大有裨益的。

笑的作用还远不止这些。当我们欢笑时，实际上就是在进行深呼吸，可以使身体获得足够的氧气，增强心肌供血能力。很多人都有过这样的体验，就是当笑过之后，就会觉得浑身血液畅通，精神也好多了，浑身舒爽，这是因为笑可以促进我们身体的血液循环。

科学研究也发现，人笑过之后，血液中和压力有关的激素会大幅度下降，可见，笑对于增强人体正气、减轻压力也是很有帮助的。

　　当然，生活中不可避免会出现不开心的事。当心情不好时，可以用看书、聊天、画画、爬山等转移注意力，也可以看一些笑话或好看的图片、段子、喜剧等，让自己笑出来。笑的时候，不要压抑自己，更不要为了憋笑而强忍，而是跟着心走，让自己开心欢笑。

　　同任何事物都有两面性一样，笑对人体也并非绝对有益。比如吃饭的时候不要大笑，避免呛着、吸入过量空气，或食物误入气管；喝水、茶等饮料时也不宜大笑；患有心脑血管疾病、严重胃溃疡的人、刚做过手术的人也不宜大笑，以免加重疾病和扯动伤口加重疼痛等。

三分治七分养，
彻底解决脾胃疾病

要想快速解决问题，就要抓住重点，用对方法。调理脾胃疾病也是如此，要找出导致脾胃出现问题的原因，然后采取相应的措施，对症调治，这样才能从根源上解决脾胃问题，恢复脾胃功能。

胃口不好，与其吃药不如养好心情

《明医指掌》中说："脾不和，则食不化；胃不和，则不思食。脾胃不和则不思而且不化。或吐，或泻，或胀满，或吞酸，或嗳气，或恶心。"

脾、胃共同主持人体对食物的消化、吸收，但两者是对立统一的关系，两者运行平稳，则人体能够顺利完成食物消化吸收中的重要环节；反之，如果两者之间的这种对立统一失调，则容易导致脾胃不和，使人出现食欲减退、食后腹胀及胃脘痛、呕吐等症。可见，人的胃口变差，脾胃要负很大的责任。

⊙ 心情不好，脾胃功能就下降

脾胃是有"感情"的，人情绪不好、心情不佳，也会传染给脾胃，这也是人在心情抑郁、情绪低落的时候茶饭不思的原因。脾气主升，胃气主降，一升一降协同消化吸收食物，但如果人心情不好，就会打破脾跟胃的这种平衡，使气机郁滞，从而抑制脾胃受纳腐熟水谷的功能，使人胃口变差。所以要想让自己的胃口好起来，首先要让自己的心情变好。

日常生活中，当自己心情不好的时候，先别着急吃东西，要先调整好自己的心情，可以听音乐、看电影、散步、跟人倾诉等，让不好的情绪得到转移或宣泄，使自己放松起来。否则就算是吃进去了，也不会被很好地消化，损伤了肠胃，还会造成积食，容易发胖。

⊙ 适当运动，增强脾胃功能

生命在于运动，适当的运动有助于食物的消化、吸收，还能增强脾胃功能。上班族平时的运动量比较少，这样会使身体对营养的消耗降低，新陈代谢变慢，继而脾胃等脏腑器官的运行也会慢下来。而脾胃是消化吸收食物的器官，它们的工作效率低了，不能容纳更多的食物，人的身体就会得到信号，继而出现食欲下降的情况。所以，增强脾胃功能，提高食欲，运动必不可少。

对于忙碌的上班族来说，专门抽出时间健身比较难，这就需要"见缝插针"了，例如尽量以步代车，坐公交、地铁上下班时，可提前一两站下车，然后走到办公室或走回家；上下楼梯时尽量少坐电梯；饭后散散步；早上早起 30 分钟进行慢跑；周末与家人或朋友一起爬山、游泳等。

⊙ 调脾胃，吃对是关键

饮食不节是导致脾胃功能失调的主要原因之一，所以调和脾胃，要从饮食入手。

首先，我们要养成良好的饮食习惯，三餐定时，吃七八分饱，切忌暴饮暴食，也不宜饥一顿饱一顿。

其次，要多吃五谷杂粮。《黄帝内经》中说："五谷为养，五果为助，五畜为益，五菜为充。"意思就是谷物（主食）是人们赖以生存的根本，而水果、蔬菜和肉类等都是作为辅助，发挥补益作用。养脾胃要多吃五谷杂粮，同时适当吃肉类、蔬菜、水果，荤素搭配，特别要注意膳食纤维的摄入，因为膳食纤维可促进胃肠蠕动，增加胃酸分泌，提高人的食欲。

辛辣、生冷、刺激性的食物会加重脾胃的负担，使脾胃功能失调而影响食欲，所以这些食物要少吃。

⊙ 善用穴位，脾胃问题轻松解决

食欲下降时，别忘了人体自带的"药物"——穴位。对于脾胃不和引起的食欲缺乏，可常按丰隆穴、足三里穴、脾俞穴。丰隆穴是健脾化湿的要穴；脾俞穴可健脾和胃，让人胃口大开；足三里穴可益气补中。每天坚持按摩这3个穴位，每个穴位按揉3~5分钟，可强健脾胃，增强脾胃的消化吸收能力，使脾胃协调，对改善食欲缺乏很有益。

※ 特别提示 ※

很多人胃口不好时爱吃健胃消食片，其实，导致胃口差的原因有很多，如心情不好、胃肠疾病等，此时吃健胃消食片是没有用的。所以，胃口不好要先找原因再对症调治，切忌盲目吃药。

四肢无力是脾虚，用四君子汤调理

四肢肌肉都需要脾气输送水谷精微，以维持正常的功能和生理活动。脾气充足，水谷精微输布于四肢肌肉，四肢自然有力；如果脾气虚弱，水谷精微无法及时输布于四肢肌肉，人就会觉得四肢无力，提不起力气。所以，如果总是觉得四肢无力，使不上劲儿，又没有别的明显原因，那很可能就是脾虚了。

⊙ 脾虚的人喝点参芪白术茶

四肢无力的人平时可多吃益气健脾的食物，如山药、栗子、红枣、小米、玉米、糙米、土豆、红薯、芋头、莲藕、莲子、黄芪、党参、西洋参、人参、白术、甘草、陈皮等。这里推荐一款益气健脾的茶饮，虽然组成和用法简单，但补益脾气的功效却不小。

参芪白术茶

【材料】党参、黄芪各5克，白术、淮山药、升麻各3克，玫瑰花茶2克。

【做法】将前5味药水煎取汁，用药汁冲泡玫瑰花茶代茶饮用。

【功效】具有益气健脾、补气养血、升阳的作用。

⊙ 四君子汤，流传千古的补气名方

中医里不乏益气补气的名方，其中《太平惠民和剂局方》所记载的"四君子汤"就是益气健脾方药中的翘楚。方药组成如下：

人参、白术、茯苓各9克，甘草6克。水煎服。

脾胃气虚，使脾胃运化无力，气血生成不足，人体得不到足够的养分，所以出现四肢无力、气短乏力、面色萎黄等症。而四君子汤中，人参甘温益气、健脾养胃，白术健脾燥湿，茯苓健脾渗湿，甘草益气和中，适当服用可补脾气，增强脾胃运化水谷的能力，从而使四肢得到足够的濡养，变得健壮有力。

⊙ 快步走，找回丢失的活力

人觉得身体疲倦无力的时候就不想动，但越是不动，身体代谢就越慢，血液循环变缓，身体更提不起力气。所以，要想让四肢变得健壮有力，就更要动起来。

能让四肢都动起来的运动，最简单的非快步走莫属。快步走要求走路的时候，要跨大步、速度敏捷、双臂摆动、抬头挺胸，这是一项能让四肢、胸背都得到刺激的运动。快步走跟散步不同，它在动作要领上有一定要求：挺胸抬头，展开双肩，让肩与臀保持在同一条与地面垂直的直线上；然后自然摆臂，注意手臂不要摆到肩以上；走路时步伐要大，速度要快，腰部的重心放在所踏出的脚上，走时要积极地调动全身的肌肉。

一般来说，时速在3千米以内称散步，3.6千米称慢行，4.5千米称自然步行，5.5 千米才为快步走。在进行快步走时，速度要根据自身的体能状态来定，不一定非得要达到 5.5 千米。每天快步走 30~40 分钟，使自己"细汗微出"，并且走完后感觉轻松，没有头晕、恶心、疲劳的感觉为宜。

按 3 个穴位，轻松缓解胃痛

胃痛也称胃脘痛，是上腹部胃脘发生疼痛的一种病症。《黄帝内经》中这样描述胃痛："木郁之发……民病胃脘当心而痛，上支两胁，膈咽不痛，食饮不下。"寒邪客胃、饮食伤胃、肝气犯胃、脾胃虚弱、过度疲劳等都有可能导致胃痛。

⊙ 胃痛大多与吃有关

生活中最常见的胃痛原因之一就是饥饿。这时，适当吃一些软质的食物，如面包、饼干等，就可缓解胃痛的症状。很多上班族忙起来就忘记吃饭，可买些苏打饼干带在身边，以备不时之需。

如果消化能力差，当吃得过多时，或者暴饮暴食，也都可导致胃部胀痛。这时，可适当按揉腹部，以止痛消胀。按摩时，以肚脐为中心，用手掌的掌根围绕肚脐做画圈按摩，沿顺时针、逆时针方向各按摩30~50圈。

　　胃寒的人吃寒凉的食物，或者是腹部受凉，都可因为寒邪的刺激而胃痛。这时，喝一些温热的水，或者是用热水袋敷胃部，可以缓解疼痛。也可以喝姜糖水以温中散寒、缓解疼痛。取生姜5片，加适量水煎煮30分钟，放入红糖煮溶，每天早、晚各喝1杯。

⊙ 按3个穴位止住胃痛

　　中医认为"不通则痛"，寒邪瘀滞或者气机瘀滞脾胃，可导致胃痛。内关穴、足三里穴、中脘穴配伍使用，具有疏肝理气、温胃散寒、调补脾气、健中和肠等功效，艾灸这3个穴位可有效止胃痛。

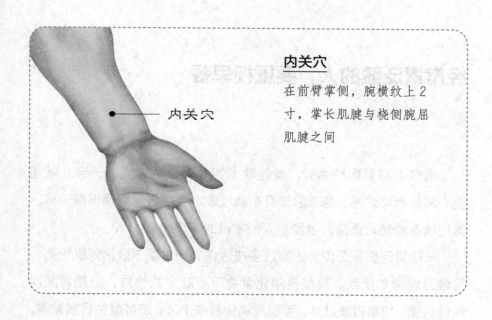

内关穴

在前臂掌侧，腕横纹上2寸，掌长肌腱与桡侧腕屈肌腱之间

　　内关穴位于人体前臂掌侧，在曲泽穴与大陵穴的连线上，腕横纹

上 2 寸，掌长肌腱与桡侧腕屈肌腱之间。足三里穴位于人体小腿前外侧，在犊鼻穴下 3 寸，距胫骨前缘一横指。（详见本书第 185 页）中脘穴位于人体上腹部，前正中线上，在脐中上 4 寸。（详见本书第 195 页）

艾灸时，将艾条点燃，在距离穴位皮肤 2 厘米左右的地方，对着穴位熏灸 15~20 分钟。艾灸的顺序为：左内关穴→左足三里穴→中脘穴→右内关穴→右足三里穴→左内关穴，每天 1 次。

此外，不论是急性胃痛还是慢性胃痛，都可以通过按摩内关穴来止痛。双手交替进行，胃痛发作时要加大按摩的力度，并增加按摩的时间，直至疼痛缓解。

经常胃泛酸的人，要重视早餐

很多人都有这种体验，就是晚上饱餐一顿后睡觉，一会儿就感觉心窝处有烧灼感，甚至感觉有东西或酸水要从胃里翻涌出来一样。这种情况就是胃泛酸，也就是人们常说的"烧心"。

一般胃泛酸多是因为进食过多或过快，使食管下段括约肌松弛、胃酸分泌增加所致。胃酸是消化食物不可缺少的物质，但是胃酸腐蚀性很强，如果胃酸过多，可引起消化系统不适，还可腐蚀胃肠黏膜，引起腹痛、恶心等症。所以，如果你经常出现胃泛酸的情况，千万不要不当回事儿，应及时调理，以防胃黏膜受损。

经过一夜的睡眠，人需要含丰富碳水化合物的早餐来补充、储存能量。但是，很多人早上赶时间，常常不吃早餐，长期如此，空胃的时间很长，而胃酸又在持续分泌，这样会使胃酸过多，容易产生胃酸反流。所以，我们要按时吃早餐，可用小面包、包子、馒头、全麦面包、面条搭配牛奶、豆浆、粥等，为身体补充能量，并中和掉多余的胃酸。

胃泛酸的人平时可多喝小米粥，特别是在早餐的时候，喝一碗温暖的小米粥，可以中和掉过多的胃酸，还能让胃部变暖，使胃恢复到工作状态，促进消化吸收。在熬小米粥的时候，要小火慢慢地熬，这样能把小米粥油熬出来，小米粥油有很好的滋补功效。

改变不良的饮食习惯，也是改善胃泛酸的关键，如吃饭要细嚼慢咽、不暴饮暴食，尽量少吃或不吃糖果、油炸食品、辣椒及高脂肪食物，少吃过于寒凉或过热的食物等。

※ 特别提示 ※

胃泛酸时，胃里的食物或液体向食管反流，这时如果睡眠姿势不对，可加重胃泛酸对食管的刺激。容易胃泛酸的人，休息时可采取头高脚底的姿势，即上半身抬高 10~15°，借助重力的作用，可以使反流到食管里的食物或液体回到胃内，从而缓解胃泛酸的症状。

腹胀，食滞、脾虚、湿热要分清

很多人都有过腹胀的情况，尤其是久坐不动的人，经常会觉得肚子胀气。腹胀看起来是小问题，但它也会使身体的内脏活动受限，让人出现酸痛、疲劳等现象。所以，当感觉腹胀时，要想办法调养改善，不能一味忍着。

引起腹胀的原因有很多，所以腹胀也有不同的证型，在调理时要对症，这样才能事半功倍。

⊙ 食滞腹胀，消食导滞让肚子变舒服

如果是经常过量饮食、暴饮暴食，这类腹胀，就属于食滞腹胀，是食积内停，脾胃气机不畅导致的。食滞腹胀的人会常常觉得胸脘痞闷、腹部饱胀、不思饮食、恶心呕吐、泛酸、打嗝后有腐臭味，此时需要消食导滞，使脾胃气机通畅。

食滞腹胀与饮食有关，调理也要从饮食上着手，平时要多吃具有促进消化、理气下气功效的食物，如山楂、神曲、麦芽、鸡内金、金橘、佛手柑、白萝卜等。

金橘水

金橘适量，切开，加水煎取汤汁，代茶饮用。可消食化痰、下气快膈，适用于食滞腹胀之腹部饱胀、厌食、恶心等症。

焦三仙茶

焦山楂20克，焦神曲15克，焦麦芽15克。水煎取汁，代茶频饮，可消食化积。

神曲陈皮饮

神曲20克，陈皮15克。水煎取汁，每天1剂，分2次服完。可消食除胀，改善食滞腹胀。

豆蔻砂仁荷叶饮

白豆蔻2克，砂仁2克，干荷叶10克。水煎取汁，每天2剂，分2次服完。可消食除胀、行气和胃，改善腹胀现象。

食滞腹胀的人在用饮食调理的同时，配合穴位按摩，可加强消食导滞、理气下气的功效。大陵穴在五行中属土，对应脾胃，每天坚持按摩这个穴位，可宽胸、理气、和胃，改善胃炎、腹胀、消化不良等。大陵穴在腕掌横纹的中点处，在掌长肌腱与桡侧腕屈肌腱之间。

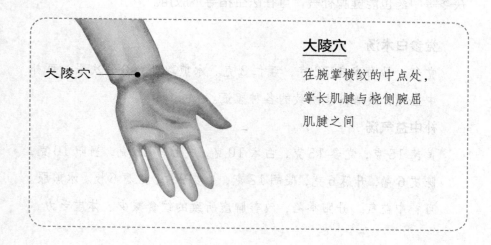

大陵穴 ——

大陵穴

在腕掌横纹的中点处，掌长肌腱与桡侧腕屈肌腱之间按摩的方法为：将左手拇指放在大陵穴上，以由轻渐重的力度向下按压，当感觉酸痛时维持这个力度，沿顺时针方向按揉穴位 3~5 分钟，然后换另一侧。每天 2~3 次。

⊙ 脾虚腹胀，补中益气增强胃肠动力

在中医里，脾胃的功能涵盖了包括脾、胃、大小肠等在内的消化系统，而这个系统的正常运作有赖于脾气的温煦和推动。如果脾气虚弱，胃肠动力就不足，无法消化、传导食物，继而引起腹胀，即脾虚腹胀。

脾虚腹胀的人进食后脘腹发胀的情况更加严重，而且腹部有下坠感，平卧的时候下坠感得到改善，并伴有少气懒言、肢体困倦、精神不振、食欲下降等症状。

脾虚腹胀的人需要补中益气，使脾气充足，胃肠动力增强，使积存在胃肠的食物向下传导并排出体外。山药、红枣、栗子、土豆、南瓜、小米、玉米等食物，具有益气、健脾的功效，可适当食用。党参、白术、茯苓等中药也能健脾补气，可在医生指导下服用。

党参白术汤
党参、炒白术各 12 克，蔻仁 3 克。水煎取汁，分 3 次服。可补中益气，改善脾虚所致的各种虚证。

补中益气汤
黄芪 15 克，党参 15 克，白术 10 克，炙甘草 15 克，当归 10 克，陈皮 6 克，升麻 6 克，柴胡 12 克，生姜 9 片，红枣 6 枚。水煎服。可补中益气，升阳举陷，改善脾虚所致的饮食减少、体虚乏力、

腹胀、面色萎黄、大便溏泄、少气懒言等症。

　　在人体的足内侧，从足大趾顶端到足跟部位，有隐白穴、大都穴、太白穴、公孙穴，这些穴位都具有健脾和中的作用，对腹胀、肠鸣、消化不良等胃肠疾病有改善作用。脾虚腹胀的人可以经常按摩此处，以增强脾胃功能，消除腹胀。按摩时，可先用右手拇指从足内踝下方、足弓内侧向足大趾方向推按，反复 3~5 分钟，再用同样的方法按摩右脚内侧。每天 2~3 次。

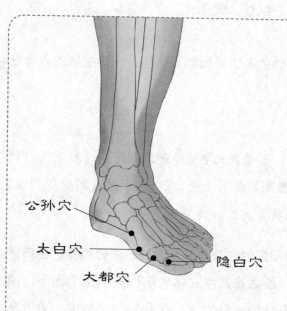

公孙穴

在足内侧缘，在第 1 跖骨基底的前下方

太白穴

在第 1 跖趾关节后下方掌背交界线的凹陷处

公孙穴

太白穴

大都穴

隐白穴

大都穴

在足内侧缘，足大趾本节前下方赤白肉际凹陷处

隐白穴

在足大趾末节内侧，距趾甲角 0.1 寸

⊙ 湿热腹胀，清热利湿、调肠理气要兼顾

不少人喜欢食用辛辣刺激、肥甘厚味食物，这类食物进入人体后会使脾胃的负担加重，运化能力下降，湿热之气聚集在肠胃里面排不出来，就会导致胃脘小腹胀满，这就是湿热腹胀。这类人食用油腻食物后腹胀会加重，并伴有烦躁、口渴不想喝水、头晕、恶心、厌油腻、大便黏滞不爽、排气恶臭、小便赤黄等症。

湿热腹胀的根源在于胃肠湿热，应当清热利湿，兼以调肠理气。平时宜多吃薏苡仁、冬瓜、红豆、黄豆、豆腐、豆芽、莴笋、芹菜、火龙果等清热利湿的食物。

中医里有不少清利湿热的名方，比如三仁汤，湿热腹胀的人可在医生指导下服用。

三仁汤加减

杏仁15克，飞滑石、生薏苡仁各18克，白通草、白蔻仁、竹叶、厚朴各6克。水煎服，每天1剂，分2次温服。可健脾利湿，兼以清热，适用于湿重型腹胀。

除方药外，还可以用刮痧的方法来祛湿除热、消除腹胀。刮痧就是用边缘光滑的刮痧板，蘸油或清水在体表部位进行由上而下、由内向外反复刮动来治疗疾病的一种方法。在刮痧的过程中，通过刮痧板的力度刺激穴位，可激发穴位潜藏的能力，促使气血流畅，代谢加快，从而起到逐邪外出的目的。

体内有湿热、感觉腹部胀闷时，刮天枢穴有很好的改善效果。祛除邪气，我们需要给邪气一条排出的通路，而天枢穴是大肠的募穴，刺激它可以调理肠腑，使湿邪、热邪从粪便中排出，从而起到缓解便秘、腹胀、腹泻、消化不良、恶心想吐等症的作用。方法如下：

选取合适的刮痧板，薄的一面蘸水，然后以由轻渐重的力度从上至下刮天枢穴，直至穴位表面的皮肤出红痧。每周2~3次。

刮痧的时候要注意力度，以自己耐受为宜。如果刮痧的过程中出现头晕眼花、心慌、恶心或呕吐、面色苍白、出冷汗等晕刮症状时，要迅速平卧，头部放低，解开衣裤，保持通风，并适当喝温水、糖水。体质弱或体质敏感的人不要自行在家刮痧。

⊙ 预防腹胀，要从细节做起

腹胀主要是饮食不当所致，所以，要避免发生腹胀，首先是要注意饮食，应做到以下几点：

1. 少吃产气食物。胃肠功能不好的人平时要少吃产气的食物。如豆类、红薯；汽水也容易使人胃肠胀气，要少喝。

2. 高纤维食物要吃得适当。适当吃富含膳食纤维的食物可促进胃肠蠕动，但如果过量食用，就容易在胃肠内产生大量气体。菜花、菠菜、南瓜等蔬菜，以及各种杂粮如荞麦面、玉米等，都属于高纤维食物，在食用时要注意与其他食物搭配。

3. 多吃护胃、顺气食物。经常腹胀的人多吃具有养胃肠、顺气理气的食物，如山药、山楂、陈皮、神曲等，有助于排出胃肠多余的气体，缓解腹胀。

4. 吃饭要细嚼慢咽。吃饭的时候如果狼吞虎咽，或者一边吃饭一边说话，很容易将空气带入肠道而产生腹胀，所以平时吃饭要细嚼慢咽。

4 种腹泻，对症调理才有效

　　导致腹泻的原因有很多，如感受湿热、暑湿、寒湿之邪；忧思郁怒导致肝失疏泄，横逆犯脾；饮食不节，过食肥甘厚味，或进食不洁腐败之物等。不同原因引起的腹泻，表现出来的症状不同，调治的方法也不一样，不能简单止泻。

⊙ 湿热型腹泻

　　湿热型腹泻多见于夏秋季节，主要因为胃肠积热、外受暑湿引起，常表现为泄泻腹痛，腹泻急迫，同时伴有肛门灼热、泄泻不爽、粪便黄褐且带有恶臭等症。这一类型的腹泻，需要清热利湿、安肠止泻。中医常用葛根、黄芩、黄连、茯苓、厚朴、木香等具有清热、利湿、止泻功效的中药。居家调理，可用下面这道食谱：

豆花煎鸡蛋

【材料】扁豆花 30 克，鸡蛋 2 个，盐少许。

【做法】将鸡蛋打入碗中，与扁豆花拌匀，用油煎炒，加盐调味即可。

【功效】清热解毒，化湿止泻，还能补充因腹泻而流失的营养。

⊙ 寒湿型腹泻

外感风寒，或过量食用生冷食物，致使寒邪留于肠胃而引起的腹泻，称为寒湿型腹泻，主要症状为大便清稀如水样，腹痛肠鸣，脘闷食少，同时伴有恶寒发热、鼻塞身痛等症。

对于这种腹泻，需要疏风散寒、化湿止泻。常用藿香、苏叶、生姜、干姜、厚朴、陈皮、白术、茯苓等理气燥湿药。干姜就是生姜的干燥品，其性质温燥，可散寒燥湿，对寒湿型腹泻、寒性腹痛、胃寒胃痛等有改善作用。用干姜配伍利湿止泻的白术、车前子来缓解腹泻，效果很好：

干姜 10 克，白术 50 克，车前子 25 克。水煎服，每天 1~2 剂。

对于寒湿型腹泻，还有一个很好的缓解方法，即艾灸神阙穴、中脘穴。艾灸的时候，先将生姜切成 3~4 毫米的薄片，用牙签在姜片上扎小孔，然后躺下，把姜片放在神阙穴、中脘穴上，将艾绒捏成小窝头一样的艾炷并点燃，然后放到姜片上，感觉灼热时即换新的艾炷。每次艾灸 3~5 壮即可。

⊙ 积滞型腹泻

积滞型腹泻也称伤食证，常见于儿童、婴幼儿，主要因过食或辅食增添不当引起，这类腹泻者，大便通常像臭鸡蛋一样刺鼻，伴有不消化的食物，并有泛酸、不思饮食、腹痛等症状，泻后腹痛减轻。治疗这类腹泻重在消食化滞、运脾止泻，可用麦芽、陈皮、山楂、神曲、鸡内金等中药，搭配粳米煮成粥服用。

山楂陈皮粥

【材料】山楂、陈皮各15克，粳米50克。

【做法】山楂、陈皮加水煎取汁液，加淘洗干净的粳米一起煮成粥即可。

【功效】消食化滞，理气健脾，止泻。

莱菔鸡金粥

【材料】莱菔子9克，鸡内金6克，淮山药粉50克，粳米50克，白糖适量。

【做法】莱菔子与鸡内金先加水煎煮20分钟，去渣，加入淘洗干净的粳米煮成粥，再加淮山药粉、白糖略煮即可。

【功效】顺气消食，健脾止泻。

⊙ 脾虚型腹泻

脾虚腹泻，就是脾胃虚弱所致的腹泻，主要表现为大便时溏时泻，迁延反复，食物消化不完全，饮食减少，饭后腹胀胸闷，稍进油腻食物便次明显增多，面色萎黄，神疲倦怠等。这类腹泻，调养的关键在于健脾益气、助运止泻。可选用党参、白术、茯苓、山药、莲子、陈皮、砂仁等益气健脾的中药来调理。

山药芡实粥

【材料】山药50克，芡实30克，小米100克，红枣5颗。

【做法】1.山药洗净，去皮，切小块；小米淘洗干净；红枣洗净、去核。

2.将小米、山药、芡实、红枣一起放入锅中，加适量水煮成粥即可。

【功效】健脾和胃，益气补血。

※ 特别提示 ※

不论是哪种类型的腹泻，在腹泻期间都要忌食下列食物：

1.黏腻、煎炸食物。如元宵、年糕、鸡、鸭、鱼、肉、荤油等。因为腹泻时，体内各种消化酶缺乏，富含脂肪、蛋白质的食物不易被消化。

2.甜食。中医认为"甘甜令人中满"，过食甜食不利于肠胃复原，可出现食欲缺乏、腹胀不舒等症状，因此腹泻痊愈前要少吃糖果、巧克力和甜饮料。

3.寒凉刺激的饮料。冷饮、冷食会进一步刺激并损伤脾胃，加重腹泻症状。

消化不良，启动人体的"健胃消食片"

　　中医认为，气是运化和推动体内一切物质生化运转的动力，是各脏腑功能的动力来源，其中胃的消化功能就有赖于胃气的推动。如果胃气不足，胃得不到足够的动力，消化食物的速度和效率就会慢下来，时间久了就会造成消化不良，使人出现上腹部不适或疼痛、饱胀、胃泛酸、嗳气、胸闷、不想吃饭、夜里不易安睡等症，有时还常伴有腹泻或便秘、腹痛。

　　消化不良的人要注意益气健脾，增强胃动力，平时宜多吃山楂、酸奶、白萝卜、黑木耳、西红柿、黄瓜、芹菜、扁豆等具有健脾作用的食物。木瓜、柠檬、苹果、猕猴桃、火龙果、香蕉等水果具有清除胃肠油腻、帮助分解蛋白质的作用，平时适量食用也有助于消化。

⊙ 清晨一杯柠檬水，促进消化胃肠好

　　柠檬性平，味酸、甘，具有生津健胃的功效，《纲目拾遗》中说："（柠檬）下气和胃。"消化不好的人适当吃柠檬，可促进胃酸分泌，增强胃动力，消食化滞。

　　柠檬味道比较酸，可以将柠檬切开，然后挤汁滴入温水中，或者切片后泡水饮用。清晨起床时，人的胃肠刚"醒来"，这时喝一杯

温温的柠檬水，可彻底唤醒胃肠，使之进入工作状态。消化不好的人不妨每天清晨起来给自己准备一杯。

⊙ 人体自有"健胃消食片"

胃不舒服、消化不好，可以按摩具有健胃消食作用的穴位来促进消化，缓解不适。下脘穴、足三里穴、四缝穴被可谓是人体自带的"健胃消食片"，消化不良的人每天坚持按摩这几个穴位，可益气健脾、消食化滞、增进食欲。

下脘穴位于人体上腹部，前正中线上，在脐中上2寸，离脾胃很近。中医选穴治病，讲究"临近选穴"，就是在病患部位的周围和附近选穴，有点儿近水楼台先得月的意思。下脘穴靠近脾胃，按摩它可以清胃泻火、消食化积。

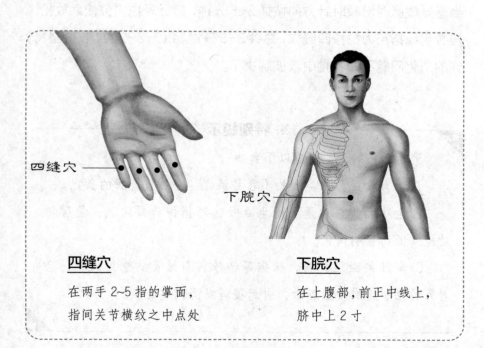

四缝穴 ————

下脘穴

四缝穴

在两手 2~5 指的掌面，
指间关节横纹之中点处

下脘穴

在上腹部，前正中线上，
脐中上 2 寸

足三里穴是人体里的一株"灵芝仙草",用好它,几乎"包治百病"。中医里有句话叫"肚腹三里留",意思是胃肠消化方面的问题,用足三里穴都能治好。足三里穴是胃经上的合穴,对消化系统有双向调节作用,比如腹泻了按摩它可以止泻,便秘了按摩它可以通便。

足三里穴位于小腿前外侧,在犊鼻下3寸,距胫骨前缘一横指。取穴时,站立,弯腰,同侧手张开,虎口围住髌骨上外缘,其余四指向下,中指尖所指处就是足三里穴。（详见本书第185页）

四缝穴是经外奇穴,是消宿食、化积滞的专用穴。四缝穴原本被医家用来治疗小儿消化问题,后来证实,成人使用四缝穴效果也非常好。所以遇到消化不良的问题,可以找四缝穴解决。四缝穴不是一个穴位,它位于两手2~5指的掌面,指间关节横纹的中点处,每侧4穴。

消化不良的人,可用拇指按压足三里穴、下脘穴,力度由轻渐重,当感觉酸胀时沿顺时针方向按揉3~5分钟,然后轻拍穴位使之放松,接着用拇指用力掐按四缝穴,总共3~5分钟。每天2~3次,长期坚持,你的消化问题不知不觉中就被解决了。

※ 特别提示 ※

消化不良的人要少吃以下食物:

1.油炸食品。这类食物不容易消化,会加重胃肠的负担。

2.生冷食物。过量食用生冷食物可损伤脾胃阳气,使脾胃功能降低而影响消化。

3.辛辣刺激性食物。辣椒等辛辣刺激性食物吃得太多,会对胃肠黏膜造成较强刺激,引起腹泻或消化道炎症。

小儿疳积，捏脊就见效

乳贵有时，食贵有节。孩子绝不是吃得越多就长得越快越好。然而，很多家长怕孩子吃不饱，逼着吃，追着喂，其结果不是更健壮了，而是越来越瘦。因为孩子的脾胃功能本来就弱，吃得太多，或者过量食用甘肥、生冷食物，会损伤脾胃之气，耗伤气血津液，从而出现消化功能紊乱，导致疳积。

疳积是疳证和积滞的总称。疳证是指由于喂养不当，使孩子的脾胃受损，运化失健而气血生化不足，导致身体得不到足够养分，影响生长发育的病症。积滞是因乳食内积，脾胃受损而导致的肠胃疾病，主要表现为腹泻或便秘、呕吐、腹胀等。

疳积最常见的是积滞和脾胃虚弱两种证型，调养时要注意对症。

⊙ 积滞，应消食导滞、和中健脾

过早给婴儿添加辅食，给孩子吃得太多，或者让孩子吃太多的高热量、高脂肪、高糖分的食物，会给孩子尚未发育完善的脾胃带来沉重负担，导致未消化的食物停积胃肠，造成积滞疳积。

积滞型疳积的孩子常表现为精神烦躁、夜间不能安睡、消化不良、食欲缺乏、进食一点儿食物就有饱滞感，腹胀、腹痛，且按压时加重，有的还可伴有呕吐食物残渣、大便腥臭、小便浑浊、发热等症。

积滞型疳积的诱因是食物积滞于胃肠，只要食物消化吸收，糟粕及时排出体外，那么疳积的症状就可缓解，所以积滞型疳积的调养关键在于消食导滞、和中健脾。

积滞型疳积的形成与不良的饮食习惯有很大的关系，如孩子饿了一段时间后暴饮暴食，挑食、偏食，过量吃零食、洋快餐等。所以，预防和调治积滞疳积，家长要帮助孩子养成良好的饮食习惯，三餐定时，让孩子吃七八分饱，少给孩子吃零食。可以多吃具有健脾胃、助消化作用的食物，如白萝卜、圆白菜、芹菜、冬瓜、玉米、小米、糙米、燕麦、薏苡仁、红豆、黄豆、南瓜、山药、红薯、土豆、芋头、豆腐、栗子、山楂、苹果、香蕉、火龙果等。也可以在医生指导下使用神曲、麦芽、鸡内金等中药，以达到健脾胃、助消化的目的。

生活中看似平常的白萝卜，就是很好的消食化滞药，莱菔子更是中医常用的小儿化食药。

莱菔子粥

【材料】莱菔子（萝卜子）10克，粳米50克。

【做法】1.莱菔子放入平底锅中，不加油，小火炒至香熟，然后研成细末。

2.粳米淘洗干净，加入适量水煮成粥，加莱菔子末稍煮即可。

【功效】行气消积，适用于小儿伤食、腹胀，也可用于小儿急慢性气管炎、咳嗽多痰。

蜂蜜萝卜

【材料】白萝卜500克，蜂蜜150克。

【做法】1.将白萝卜洗净后，切成条状或丁状。

2.锅内加入清水，烧开后，放入萝卜煮熟，捞出沥干水分，放入盘中，淋上蜂蜜即可。

【功效】宽中行气，消食化痰，适用于小儿消化不良、腹胀。

对于积滞型疳积的孩子，还可以给以适当的按摩。大肠俞穴位于腰部，第4腰椎棘突下，旁开1.5寸，它是大肠在背部的俞穴，经常按摩它，可理气降逆、调和胃肠，改善便秘、小儿消化不良、食积腹胀等胃肠疾病。家长可每天睡觉之前，用双手拇指指腹来回推按孩子背部的大肠俞穴3~5分钟。

⊙ 脾胃虚弱，以益气理脾为主

脾胃是后天之本、气血生化之源，人吃进身体里的食物都需要经过脾胃的腐熟运化才能转化成身体所需要的气血，以濡养各脏腑器官。孩子如果脾胃虚弱，则腐熟运化无力，身体就不能得到足够的营养和动力，时间长了可造成营养不良，出现面色萎黄、形体消瘦、头发稀疏、厌食、腹部胀大、大便里有不消化的食物、小便像米汤等症。这就是脾胃虚弱型疳积。

对于脾胃虚弱型疳积，调养时应以益气理脾为重点，只有孩子的脾胃之气充足，消化吸收功能好，吃进身体里的食物才能转化成养分，营养身体。平时可多给孩子吃具有补中益气、健脾养胃的食物，如山药、小米、糯米、白扁豆、豇豆、胡萝卜、香菇、莲藕（熟）、南瓜、鸡肉、鱼肉、红枣等。黄芪、党参、白术、茯苓、甘草、陈皮等中药可理气益气、增强脾功能，不过，孩子肝肾功能较弱，如果要给孩子服用或做成药膳，一定要咨询医生。

扁豆山药粥

【材料】白扁豆 30 克，鲜山药 100 克，粳米 50 克，白糖或盐适量。

【做法】1. 白扁豆、山药分别洗净，山药去皮切小块。

2. 粳米淘洗干净，与白扁豆、山药一起放入锅中，倒入适量清水，大火煮沸后转小火煮成粥，最后加白糖或盐调味即可。

【功效】益气调中，健脾养胃，适用于脾胃虚弱所致的面色萎黄、腹胀、消化不良、身体消瘦等症。

⊙ 捏脊，治疗小儿疳积的好方法

捏脊是治疗小儿疳积的有效方法。这是因为人体背部的正中为督脉，督脉的两侧为足太阳膀胱经的循行路线。督脉能提升一身阳气，使人身体强壮，膀胱经是人体的"排毒管道"，给孩子捏脊可以疏通经络、调整脏腑，排除体内垃圾（积食）。

捏脊的方法为如下：

让孩子俯卧在床上，背部保持平直、放松；家长坐在孩子的后方，双手中指、无名指和小指握成半拳状，食指半屈，拇指伸直对准食指前半段，然后顶住孩子的皮肤，拇指、食指前移提拿皮肉，自尾椎两旁交替向前推动到大椎两旁，即为捏脊 1 遍，每次重复 3~5 遍。

每天捏 1 次。

给孩子捏脊的时候，要调整好室内温度，以防感冒。家长还要将指甲修整光滑，手部要保持温暖，手法要轻柔，用力及速度要均匀，尽可能让孩子感觉舒服。

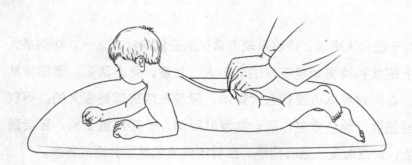

※ 特别提示 ※

6 个月以下的宝宝皮肤娇嫩，易造成皮肤破损，不适合捏脊。孩子如果超过 10 岁，也不适宜捏脊，因为这时孩子身体迅速发育，背肌较厚，不易提起，穴位点按不到位而影响疗效。另外，如果孩子的背部皮肤有破损，患有疖肿、皮肤病，也不宜捏脊。

便秘也分证型，你调理对了吗

对于现代人来说，便秘是较为常见的亚健康状态之一，特别是久坐的上班族和脾胃功能不好的老年人、儿童，更为常见。便秘虽然常见，看似对身体也没什么大影响，但潜在危害却是极大的。不仅会导致肥胖、脸色变差，还会并发肛肠病，长期严重便秘，还会诱发癌症，对高血压、冠心病等心血管疾病患者甚至会造成猝死。

便秘跟脾胃功能有很大的关系，最常见的类型是脾虚便秘、胃热便秘和湿滞便秘，要根据具体的病症对症调养。

⊙ 脾虚便秘，宜益气润肠

脾的功能很强大，它主运化、升清，胃、大小肠的功能都受到脾的影响。如果脾虚失于运化，胃、大小肠的通降作用就会降低，就会产生便秘的现象。脾虚便秘的表现为：大便多先干后软，大便不畅，排便无力，还常伴有四肢无力、气短乏力、便后疲乏、面色苍白、精神不振等症，有时还有肛门坠迫甚至脱肛等气虚下陷证。

脾虚便秘发生的根源在于脾气虚，所以益气润肠是调治的关键。中医常用黄芪汤来调治脾虚便秘，方药组成如下：

黄芪 30 克，陈皮 10 克，麻仁 15 克，蜂蜜 20 克。水煎服。

黄芪益气健脾、麻仁、白蜜润肠通便，陈皮理气行气，配伍使用，既补益脾气，又润肠通便。

脾虚便秘的人，日常饮食中要多吃益气健脾的食物，如粳米、小米、玉米、燕麦、红薯、土豆、牛肉、鸡肉、红枣、花生、山药、栗子等，忌吃寒凉伤脾的食物。

党参芝麻粥

【材料】党参10克，黑芝麻20克，粳米60克，冰糖适量。

【做法】1.党参洗净，水煎取汁。

2.粳米淘洗干净，与黑芝麻一同加水及药汁煮成粥，最后加冰糖调味即可。

【功效】党参益气补气，黑芝麻润肠通便，粳米益气健脾，合用可益气润肠，改善气虚便秘。

⊙ 胃热便秘，宜清热滋阴、润肠通便

胃为水谷之海，肠为传导之官，过量食用辛辣、刺激性食物可耗损胃肠津液，使胃肠蠕动的能力下降，再加上热能伤津，身体津液耗损过多，大便就会变得干结，难以排出，形成便秘。这就是胃热便秘。胃热便秘最主要的症状就是大便干结、难以排出，并伴有口干口臭、腹胀腹痛、小便短赤等症。

调治胃热便秘，需要考虑两方面：一是清除肠胃积热、滋补胃肠阴液，平时可多吃菠菜、银耳、蘑菇、百合、草莓、蜂蜜等清热滋阴的食物；二是润肠通便，平时可多吃黑芝麻、黑木耳、苹果、香蕉、山药、土豆、红薯、冬瓜、玉米、白菜、白萝卜、松子仁、杏仁等食物。

芹菜粥

【材料】鲜芹菜梗 100 克，粳米 100 克，盐适量。

【做法】1. 芹菜梗洗净、切碎，粳米淘洗干净。

2. 粳米加适量水煮粥，粥将熟时加入芹菜煮 5 分钟，加盐调味即可。

【功效】芹菜富含膳食纤维，可促进肠胃蠕动，加快大便排泄，而且芹菜性质偏凉，有清热滋阴的作用，所以这道粥可滋阴润肠。

中医里常用小承气汤来调治热秘，方药组成如下：

生大黄 12 克，枳实 10 克，厚朴 10 克。以水 800 毫升，煮取 400 毫升，去滓，分 2 次温服。

其中大黄泻热通便，厚朴行气散满，枳实破气消痞，合用能泻胃肠积热，消除大便干结。

大黄有毒，所以不要自行配制。若需要服用，可请医生根据实际情况开处方。

胃肠积热便秘的人还可在医生的指导下服用麻仁润肠丸（有成药）。麻仁润肠丸方药组成如下：

火麻仁、苦杏仁（去皮炒）、大黄、枳实（炒）、陈皮、白芍（炒）。

方中火麻仁润肠通便，苦杏仁降气润肠，白芍养阴濡坚，木香、陈皮行肠胃气滞，大黄泻热通便，做丸时加入的蜂蜜可润燥滑肠。诸药合用，润肠通便、清除胃肠积热效果显著。

⊙ 湿滞便秘，祛除湿热是重点

脾失运化，导致湿邪停滞体内，使人出现大便黏滞不爽的情况，即为湿滞便秘，也称脾湿便秘。湿滞便秘的人大便不是干燥，反而是软软的，有的甚至不成形，但排便时总感觉排不干净，而且有黏液，黏附在马桶上冲不下去。湿滞便秘的人还常有不想吃饭、恶心、打嗝、水肿等症。

导致湿滞便秘的根源在于体内有湿邪，而脾有运化水湿的功能，因此在调养上要健脾利湿、润肠通便。平时可多吃薏苡仁、莴笋、扁豆、冬瓜、红豆、莲子、鲫鱼、鸭肉、陈皮等健脾祛湿的食物。

南瓜薏苡仁羹

【材料】南瓜80克，薏苡仁100克，牛奶半杯，白糖适量。

【做法】1.锅烧热，不放油，小火炒薏苡仁至表面金黄出香气，然后将其打成粉。

2.锅内倒入适量水，加薏苡仁粉，小火慢煮20分钟，中间要搅拌，以免煳锅。

3.南瓜切小块，上笼蒸熟透后放入料理机打成蓉，然后把南瓜糊倒入煮好的薏苡仁羹里，再用小火煮开，加入牛奶，调入白糖即可。

【功效】南瓜富含膳食纤维，可润肠通便；薏苡仁健脾祛湿；牛奶生津润肠。这道羹既能祛湿，又特别容易消化。

⊙ 大肠俞穴，能解决各种证型的便秘

大肠俞穴是大肠在背部的俞穴，经常按摩它可外散大肠之热，还

能调和肠胃，改善各种原因引起的胃肠道疾病。所以不论哪种证型的便秘，都可通过按摩大肠俞穴来缓解。

大肠俞穴位于腰部，第4腰椎棘突下，旁开1.5寸。取穴的时候，要先找到两边的髂前上棘，即从腹部两边向骨盆方向触摸，所触及的突起的弧形标志，两边的髂前上棘连线与脊柱相交处，即为第4腰椎，其棘突之下旁开1.5寸，就是大肠俞穴所在处。

按摩大肠俞穴时，可直接用拇指指腹按压至感觉酸胀，再沿顺时针、逆时针方向按揉穴位3~5分钟，也可以双手握拳，用指关节顶按穴位，缓解便秘的效果都不错。

中医临床上，常用大肠俞穴配伍支沟穴来治疗便秘。支沟穴是三焦经腧穴，具有清利三焦、通腑降逆的作用，经常按摩它对习惯性便秘、大便干结等症有改善效果。支沟穴位于手背腕横纹上3寸，尺骨与桡骨之间，阳池穴与肘尖的连线上。

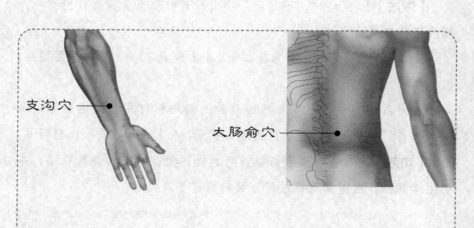

支沟穴

支沟穴

在背腕横纹上3寸，尺骨与桡骨之间，阳池穴与肘尖的连线上

大肠俞穴

大肠俞穴

在腰部，第4腰椎棘突下，旁开1.5寸

⊙ 多喝水是防治便秘的关键

防治便秘最简单有效的方法就是多喝水。如果粪便在大肠内停留时间过长，其所含水分被大量吸收，就会使大便难以排出，这是形成便秘的重要因素。还有一个非常重要的原因是，肠道器官排泄能力不足，导致大便瘀积。因此，要排便通畅，不但要使肠腔内有充足的、能使大便软化的水分，还要使摄入的水分成为排泄的动力。

要让水成为排泄的动力，我们不仅要保证每天至少喝 8 杯水，还要大口大口地喝，吞咽动作快一些，使水能够尽快地达到结肠，刺激肠蠕动，从而使大便及时排出体外，达到改善便秘的目的。

大口喝水，身体吸收水的效果很差，这里只是为了达到缓解便秘的作用，平时补水还是应该小口频饮为佳。

⊙ 心情不好容易便秘

在中医看来，肝主疏泄，脾胃的升降有赖于肝气的条达，如果总是情绪不佳，会造成肝气郁滞，从而影响脾胃气机的升降，使大便不能向下传导而形成便秘。

现代研究也发现，消化道通过神经纤维和神经递质与大脑紧密联系，如果压力大或者精神紧张，人体会在不知不觉中扰乱消化系统的运行机制，便秘、腹胀等肠胃不适就会接踵而来。所以，保持良好的心情，有助于预防和改善便秘。

肥胖不都是吃得多，还有脾虚

俗话说："十个胖子九个虚。"这里的"虚"通常指的是脾虚。脾在脾气的推动下，将过多的能量和代谢产物运化出体外，如果脾气虚了，运化能力下降了，过多的能量和代谢产物就会积存在体内，人就会变得肥胖。

对于脾虚引起的肥胖，调治的关键是益气健脾。脾虚肥胖的人，日常饮食中要多吃健脾养胃的食物，如山药、薏苡仁、莲藕、红枣、冬瓜以及各种豆类等。另外，还要养成良好的饮食习惯，三餐定时、定量，不暴饮暴食，少吃有刺激性和难以消化的食物，如酸辣、油炸、干硬和黏性大的食物，生冷的食物也要尽量少吃，以保护脾胃之气。

脾虚肥胖的人，可以通过刺激足三里穴来益气健脾，以改善脾的运化功能，恢复脂肪代谢能力，只要身体多余的能量被运化出体外，自然就能瘦下来。居家调养，一般用按摩或艾灸的方法刺激足三里穴。方法为：

1. 每天空闲时，用双手拇指指端点按足三里穴 5~10 分钟。如果穴位痛感明显，则适当增加 3~5 分钟。

2. 用艾条灸足三里穴 10~15 分钟，或艾罐灸穴位 20~30 分钟。配伍中脘穴，调胃补气、化湿和中的功效更好。

脾胃安和，就不会再失眠

胃不和则卧不安。

——《黄帝内经·素问·逆调论》

失眠是现代人常遇到的问题。引起失眠的原因有很多，如精神紧张、疲劳过度、压力过大、饥饿、疾病导致的疼痛、药物作用等。《黄帝内经》里说"胃不和则卧不安"，意思是脾胃不和，脾的运化功能失调，水湿滞留在体内，体内便湿气旺盛，湿盛而化痰，痰热上扰心神，人便会失眠。因脾胃不和而致失眠的人，还常伴有胸闷、腹胀、口苦、痰多等症状。

⊙ 管好嘴，才能睡得更安稳

脾胃不和多跟饮食有关，所以首先我们需要调整饮食。

一、别让肠胃受刺激

养胃是一个长期的过程，管住嘴很重要。胃不好的人要少吃熏肉、腊肠、方便食品以及过酸、过硬、过甜的东西。这些食物不仅会加重脾胃负担，还可刺激胃酸分泌，使人出现胃泛酸而影响到睡眠质量。另外，豆类、大白菜、洋葱、玉米等食物在消化过程中会产生气体，从而产生腹胀感，妨碍正常睡眠，晚餐要避免食用这些食物。

二、晚上少吃点

早上胡乱凑合，中午急急匆匆，晚上大吃大喝，这是现代人一日饮食的常态。晚上吃太多会让胃的负担加重。尤其是晚上睡觉前，如果吃大量食物，不仅会撑大胃容量，还会让胃"加班工作"。人在睡觉的时候，胃肠也应该休息，人才能整体进入休整状态，但此时如果胃还在"加班"，人就无法进入休整状态，就很难睡好。

⊙ 按摩安眠穴给自己好梦

睡不着的时候可以按摩一下安眠穴，这是一个经外奇穴，是治疗失眠的经验要穴。位于项部，翳风穴和风池穴之间。取穴时，先找到耳垂后下方的凹陷处的翳风穴，再找到项部大筋外侧缘的风池穴，两点连线的中点处即是安眠穴。

每天晚上睡觉之前按摩这个穴位，可起到宁心安眠的作用。脾胃不和的人，按摩安眠穴时可配伍中脘穴、丰隆穴，养脾和胃、安眠效果更好。

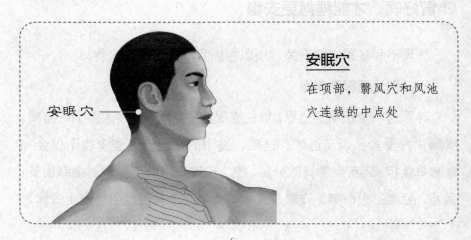

安眠穴

在项部，翳风穴和风池穴连线的中点处

安眠穴